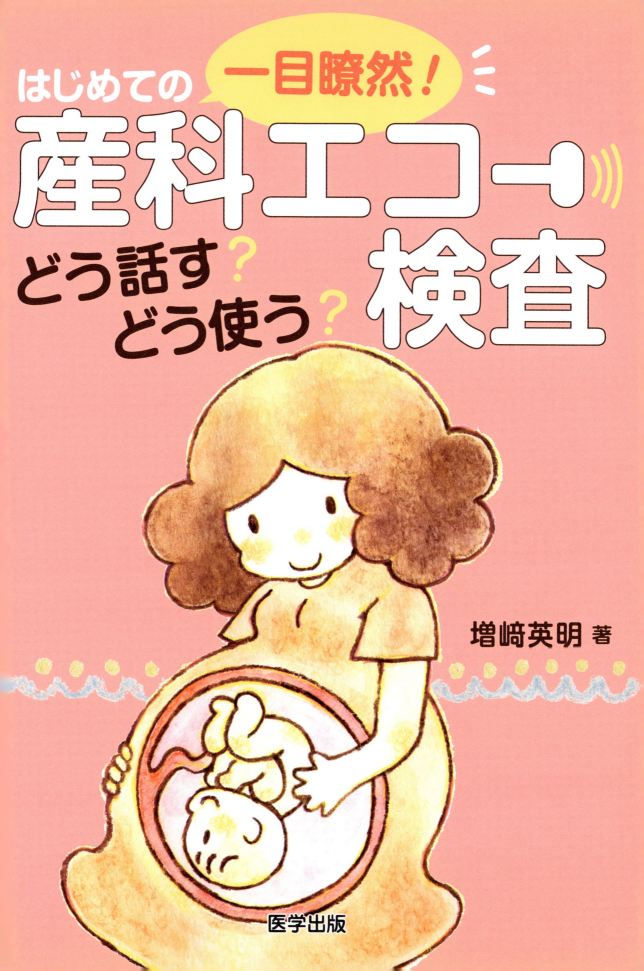

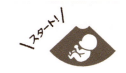

一目瞭然！
はじめての産科エコー検査
－どう話す？どう使う？－

Obstetric Ultrasonography: principle, modern and progressive

Written by
Hideaki Masuzaki, M.D., Ph.D.
Trustee, Nagasaki University
Director, Nagasaki University Hospital
Professor, Obstetrics and Gynecology

Original edition
published by **IGAKU-SHUPPAN**, Inc.
Hongo 2-chome 27-18, Bunkyoku, Tokyo, 113-0033
www.igaku.co.jp   FAX: +81+3-3818-7888
E-mail: email@igaku.co.jp

© 2015 **IGAKU-SHUPPAN**, Inc. All rights reserved.

No part of this book may be
reproduced, translated into any languages
or transmitted in any form or by any means,
electronic or mechanical, including photocopying,
recording or by any information storage retrieval system,
without permission from Publisher.

ISBN978-4-287-12102-3
Printed in Japan

はじめに

　以前から，読んでわかりやすく，目を通して楽しめるような産科超音波診断の本を作れないものかと思っていた。

　2011年，当時日本産科婦人科学会理事長（現在は内閣官房参与）の吉村㤗典教授から依頼があり，医学出版の雑誌「BIRTH」に「超音波検査―正しい楽しい使い方―」と題して連載を受け持つことになった。連載では，超音波の基礎や臨床で必要な知識はもちろん，機械やプローブの操作法についてもわかりやすく解説した。初心者にも理解できるように，できるだけ平易に記述したが必要にして十分な内容と自負している。これまでの教科書にはない新しい試みとして，胎児診断の方法だけではなく，妊婦さんとの話し方や対応の仕方，検査結果を両親や上司に伝えるときの心構えのようなものについても，自分の体験談を交えて解説したつもりである。難しい内容になりがちな教科書でありながら，軽快さと明るさを失わなかったのは，一目で理解できるよう厳選した良質の写真に，可愛らしいイラストを添えてくれたイラストレーターのＳさん，編集担当のＫさん，Ｔさんのお陰だと感謝申し上げる。

　長年の願いであった「絵本のような超音波検査の本」が出来上がって満足である。読者の方々にも同じように感じていただけることを願ってやまない。

2015年1月1日
増﨑英明

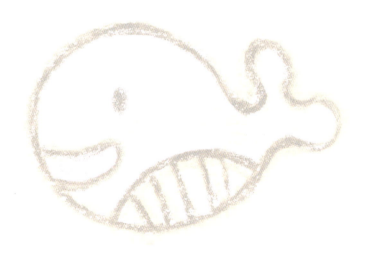

目　次

05　はじめに

09　第1章　2Dか3Dか
　　　　　〜 To D or not To D 〜　　　問題 1 …………… 14

15　第2章　胎児は小さなクジラ
　　　　　〜 Tiny Whale Story 〜　　　問題 2 …………… 20

21　第3章　経腹法と経腟法
　　　　　〜 Upper or Lower 〜　　　問題 3 …………… 26

27　第4章　メダカだった頃
　　　　　〜 Once Upon a Time 〜　　問題 4 …………… 32

33　第5章　一卵性？二卵性？
　　　　　〜 Egg or Eggs 〜　　　　　問題 5 …………… 38

39　第6章　大きさを知る
　　　　　〜 How Big ? 〜　　　　　　問題 6 …………… 44

45　第7章　かたちを見る
　　　　　〜 What Shape ? 〜　　　　問題 7 …………… 50

51　第8章　胎盤とさい帯と羊水
　　　　　〜 Accessory 〜　　　　　　問題 8 …………… 56

57	第9章	ドプラ法による血流計測 ~ Doppler ~	問題9	62
63	第10章	胎児頭部 ~ Head ~	問題10	68
69	第11章	胎児胸部 ~ Thorax ~	問題11	74
75	第12章	胎児腹部（腸管） ~ Intestine ~	問題12	80
81	第13章	胎児腹部（腸管以外） ~ Abdomen ~	問題13	86
87	第14章	胎児脊椎および骨格・四肢 ~ Skeleton ~	問題14	92
93	第15章	胎児付属物の異常，その他 ~ Others ~		

98 連載のおわりに ／ 99 本書のおわりに

100 解答と解説 ／ 108 索引

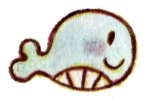

第1章 2Dか3Dか
～To D or not To D～

　超音波検査に関する専門書は，ちまたに数多く存在しています。この書籍はそれら既存の専門書や教科書とは少し趣の違ったものを目指しています。

　ひとつは読んでくださる方を初心者に限定したことです。ここにいう初心者とは，研修医，助産師および産科に関わる看護師を指します。つまり今まで超音波検査に自ら関わった経験の少ない人，あるいは超音波診断装置に触れたことのない人，しかしそのような検査法の存在は知っている人たちが対象です。

　なかでも「胎児を見てみたい」と強く願っている人を読者として大事にしたいと思っています。何も知らない人，しかし知りたい人，そういう人はぜひこの書籍を楽しんでください。知らないということほど素晴らしい素質はありません。また，知らないという人ほど羨ましい人もありません。なぜなら，今から「知る」という喜びをはじめて経験できるわけですし，その上に知りたいという気持ちがある人たちなら必ずや，この書籍と近づきになることでプロとしての自覚を満足させることができると思うからです。どうぞ頑張ってください。

　この書籍が他と違っているふたつめ以降の内容については，おいおい説明していきます。まず，超音波検査は「どう使うのか？」。そして「何を見るのか？」。それから，見た内容を母親や上級者に「どう伝えればいいのか？」。そういうお話から始めることにしましょう。

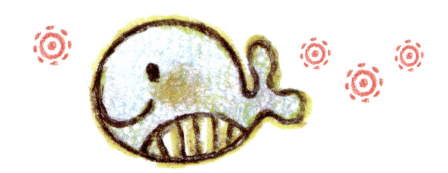

2Dと3D

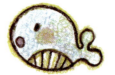

　さて最初は気楽な話から始めましょう。
　ここにある2枚の絵はどちらも富士山を描いたものです。図1.1と図1.2，読者のみなさんはどちらの絵がお好きですか。
　どちらもたいへんに有名な版画なので，ご存じの方も多いでしょう。葛飾北斎という江戸時代の浮世絵師が描いたものを版画にしています。図1.1は「赤富士」，図1.2は「波裏」と通称されている作品です。前者が平面なのに対して，後者はたいへん立体的な絵になっています。しかし，どちらが素晴らしいかと言われると甲乙つけがたいといえます。3Dの方が2Dより優れているとは限らないのですね。

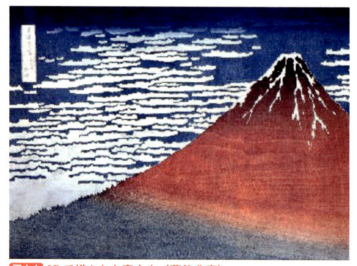

図1.1 2Dで描かれた富士山（葛飾北斎）

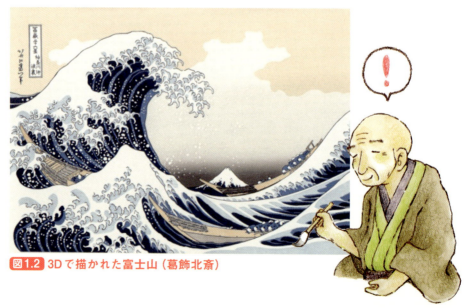

図1.2 3Dで描かれた富士山（葛飾北斎）

第 1 章 2D か 3D か
~To D or not To D~

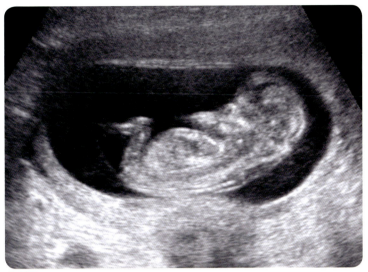

図1.3 2Dで描出した妊娠12週の胎児

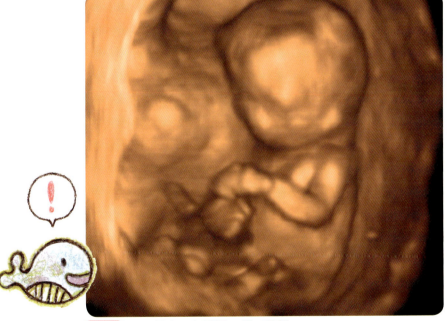

図1.4 3Dで描出した妊娠12週の胎児

　これと同じことが超音波検査でもいえます。
　図1.3 と 図1.4 は同じ妊娠12週の胎児を2Dと3Dで描出したものです。3Dで映した胎児は2Dのそれより実際の胎児により近い姿をしているように思われるでしょう。
　確かに顔の造作や手足の位置など，2Dでは見られない胎児の様子をより詳細に観察できます。では超音波検査はすべて3Dになればその方がよいのでしょうか。その答えを考えるときに，いったい超音波検査は何を知るための検査なのかという疑問が生じます。

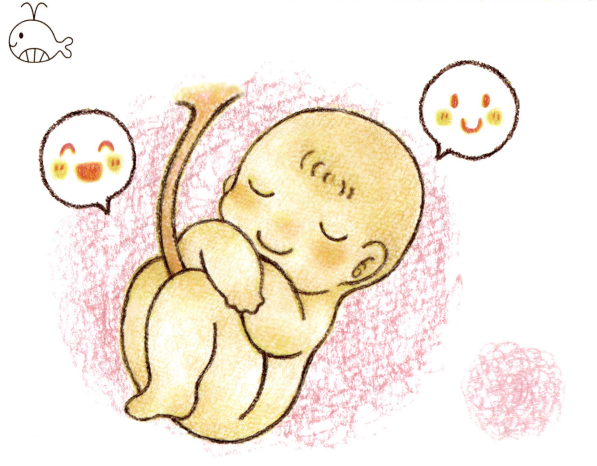

何を知る？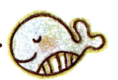

　超音波検査は，胎児が母親の子宮の中で心地よく生活しているかどうか，それを知るための機械と考えてよいでしょう。心地よく感じている胎児は，発育は正常で，形態に大きな異常がなく，他の胎児たちとあまり変わらないような環境で過ごしているはずです。

　つまり，まず胎児の大きさと形を見ることが大事です。それから胎児の動きや胎盤や羊水を見ることも大事でしょう。そのような胎児自身と胎児環境の状態をより適切に観察できるならば，その検査は胎児にとって，よりよい検査法といえるでしょう。

　3D では胎児の顔つきや手足の動きを同時に見ることができます。しかし胎児の大きさを知ることには向いていません。ですからいくら 3D の性能が向上して，胎児がまるで目の前にいるように見えたとしても，2D の超音波検査がなくなることはないと思います。

　胎児を見るのは私たちですが，胎児にも見てほしい所見とそうでない所見があるでしょう。そして，上手に胎児を見てあげるためには，胎児について知ることのできる範囲と限界を理解し，胎児が見てほしがっている情報について，上手に的確に拾い出せるような技術と知識を持つことが必要なのです。

　この書籍では，そのような身につけるべき技術と知識について学ぶことにしましょう。

第 1 章 2D か 3D か
~To D or not To D~

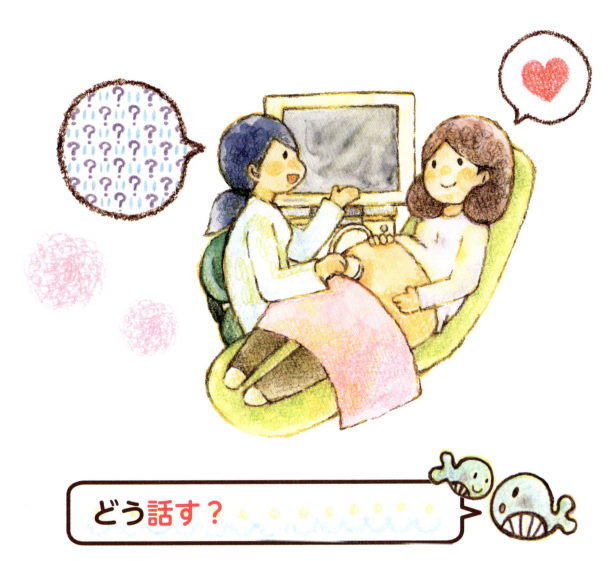

どう話す？

　同じくこの書籍では，超音波検査の結果を両親にどう伝えるか，についてもお話しします。あるときは上級者に対して検査結果をどう伝えればいいか，という話の場合もあるでしょう。

　わかったことを話すことも難しいのですが，わからないことをわからないと説明することは，実はたいへん難しい場合があります。話し方のテクニックについても学んでいただけるといいですネ。

　また，専門用語は場合によって使い分けることが大事です。両親への説明には一般に専門用語を避けますが，相手が医療関係者の場合は専門用語の方が理解が早いこともあります。医療関連の説明は，**相手が理解しているかどうか**が説明（インフォームド・コンセント）の基本です。相手が理解しているかどうか，ということを確認しながらゆっくりとお話をしてあげましょう。

どう使う？

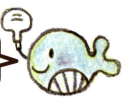

　この書籍では，章ごとに読者のみなさんに問題を提示します。
その問題には超音波検査をうまく使うためのヒントが隠れています。よく考えて答えてください。解答・解説は巻末のページに掲載しています。

問題1

AとBはどちらが妊婦さんに優しい姿勢でしょう。
そしてその理由は？

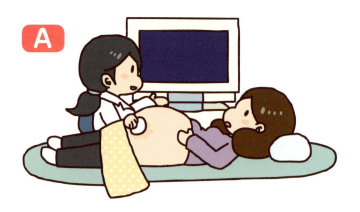

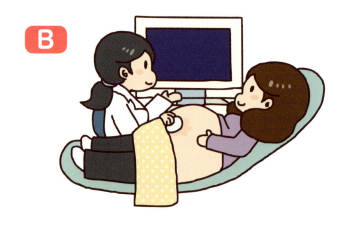

➡ 解答と解説は101ページ！

第2章
胎児は小さなクジラ
〜 Tiny Whale Story 〜

みなさんは『タイタニック』という映画をご覧になりましたか？

タイタニック号は英国が誇る巨大客船で，何があっても沈むことはないと信じられていました。それが，映画でもあったように氷山に衝突して沈没してしまいます。それから海中に超音波を発して氷山を探る研究が始まりました。1912年のことです。

その後，世界大戦が始まると，氷山を探る研究はドイツのUボート探知のための研究に切り替わり，実際に戦時中は潜水艦探知機（ソナー）として使用されました。戦争はあってはならないものですが，科学の一部には戦争がきっかけで発達するものがあることも否定できません。みなさんが日常使っているコンピュータや携帯電話などもそうですが，超音波検査にも戦争中に開発された技術が使われています。

それまで秘密だった技術も，戦争が終われば平和利用されます。戦後の日本は，潜水艦探知機と同じ技術を使って魚群探知機やクジラ探知機を完成させました。その魚群探知機を人間の頭蓋内の探査に用いたのが，超音波断層法の医学への応用の始まりになりました。戦争に使われた技術が，戦後は平和利用されたというわけです。

さて，前章は2Dと3Dについて，2Dおよび3Dはどちらも必要で，臨床ではどちらも使いますが，時と場合によって使い分けることが大事だとお話ししました。超音波検査の原理にも2つあって，その使い分けが必要です。ひとつは断層法，もうひとつはドプラ法と呼ばれています。超音波断層法と超音波ドプラ法ですね。どちらも音を使っているのですが，断層法が画像を得るための方法であるのに対して，ドプラ法は速度を測る方法です。ドプラ法についてはまた別の機会に解説することにして，本章は超音波断層法について解説しましょう。

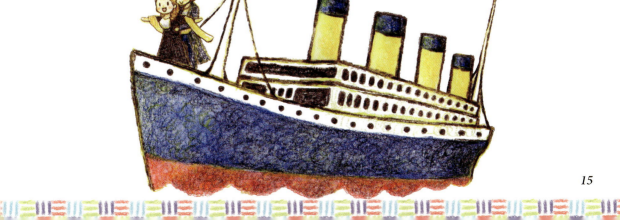

超音波断層法

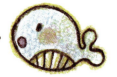

　超音波断層法は，通常の妊婦健診で胎児を見るために使っている検査です。その原理を，魚群探知機でクジラを探している場合を仮定して説明しましょう。

　まず超音波の性質について，ここではひとつだけ覚えてください。私たちが普通に使っている超音波は，空気中をほとんど伝わることができませんが，水中では毎秒1500メートルで直進し，ものにぶつかると一部は透過し，一部は反射します。

　さて，超音波検査装置を魚群探知機，胎児をクジラ，そして子宮を海に置き換えて考えてください。図2.1のように，船に積んである魚群探知機から海底に向かって超音波を照射します。すると，超音波は水中では毎秒1500メートルで直進し，海底で反射して魚群探知機に戻ってきます。超音波を照射してから戻るまでの時間を計っておけば，海底までの深さがわかります。2秒で戻れば海の深さは1500メートル，1秒ならば750メートルですね。

　もしも海中のどこかにクジラがいると，超音波の一部はクジラに当たってはね返ってきます。その時間を計っていればクジラのいる深さが計算できます。また，魚群探知機を作動させながら船を移動させると，クジラの位置だけでなく大きさも知ることができるでしょう。こうして得られたクジラまでの距離と大きさの情報を，縮小してブラウン管に表示すると図2.2のようになります。

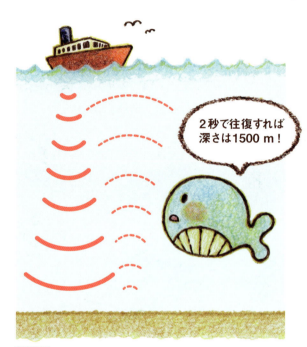

図2.1 魚群探知機の原理

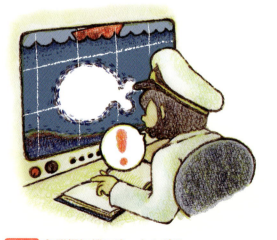

図2.2 魚群探知機に映ったクジラ

第 2 章 胎児は小さなクジラ
～ Tiny Whale Story ～

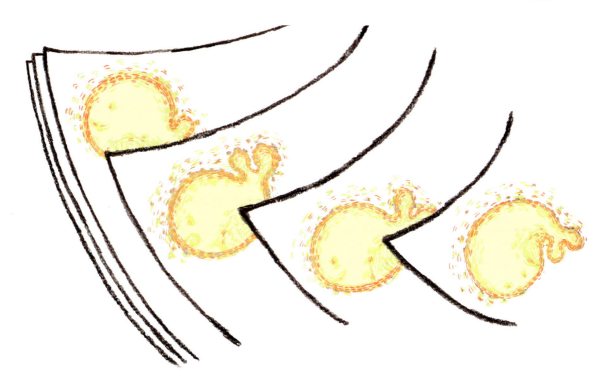

図2.3 静止画像を並べてみると・・・

エコー画像はパラパラマンガ！

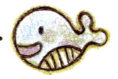

　同じ方法を用いてクジラを連続して描出し，図2.3のように並べて順番に表示すると，まるでアニメーションのようにクジラの動きをとらえることができます。子どもの頃，ノートの隅っこにものが動く途中を漫画で描いて，パラパラとめくると絵が動いて見えたでしょう。あれと同じ原理ですね（このページの右上にあるのでやってみてください）。

　胎児は羊水のなかで生活している，いわば小さなクジラだと思ってください。私たちが使っている超音波機器（電子スキャン）は，魚群探知機と同じ原理で胎児の動画を作ります。私たちが超音波検査で見ている胎児は，パラパラマンガから生まれたものだったのです（図2.4）。

　それまで見えなかった胎児を目の前にいるように映し出してくれる超音波機器は，私たちと胎児を結びつけてくれる平和のための重要なツールです。しかしながらその技術は，実は悲惨な戦争から生まれたものでした。機械に善悪はありませんが，それを使う私たちには，平和利用するという意識が大事なのです。

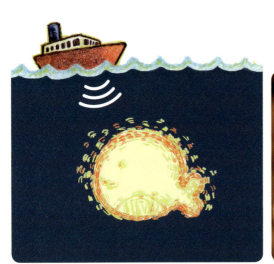

図2.4 クジラと胎児

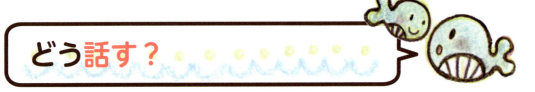

どう話す？

　超音波検査に意識が集中すると，つい母親との会話がとぎれがちになります。とくに初心者の頃は超音波の画面が気になって，母親とのコミュニケーションにまで頭が回らないことがよくあります。

　母親は画面に映っているのが自分の赤ん坊であることはわかっていますが，あなたが何を見ているかまでは理解できていません。黙々と検査をすることは悪いことではないのですが，沈黙が続くと母親は何となく心配になります。そういう状態があまりにも長くなると母親からの信頼を失いかねません。

　ではどうすればいいでしょう。誰にでもできる簡単な方法をお教えします。検査を始める前に，まず母親の目を見て，自己紹介から始めましょう。はじめての妊娠かどうか，何か心配なことはないかどうか。何でもいいのです，数分でいいので，検査の前に会話をして，それから検査を始めましょう。あなたは機械の検査をしているのではなくて，母親と胎児の検査をしているのですから。

第2章 胎児は小さなクジラ
~ Tiny Whale Story ~

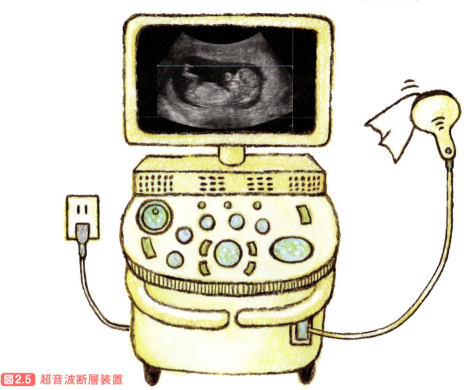

図2.5 超音波断層装置

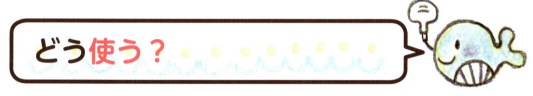

どう使う？

　超音波装置の本当のおもしろさは使ってみれば一目瞭然です。さっそく超音波検査をやってみることにしましょう。慣れてくれば，医師や上級の助産師さんや看護師さんについてもらって，患者さんを相手に検査することになりますが，まず最初は機械の使い方から勉強しましょっ（図2.5）。とはいっても難しくはありません。超音波検査がこれほど普及した一番の理由は，誰にでもできる検査だからなのです。

　最初に機械の電源を入れます。コンセントを差し込んでから機械の ON のボタンを押します。画面が明るくなりましたか？ では機械の全体を見てみましょう。つまみやボタンがたくさんありますが心配無用です。それらのほとんどはしばらく使うことはありません。

　それではプローブを手にとってください。そのプローブの先を母親のおなかに当てるとそれだけで子宮のなかの胎児が画面に現れるのです。プローブは超音波装置のいのちです。その先端から超音波が出ています。決して落としたりしないように，プローブはとくに大切に扱いましょう。

　では「フリーズ」を押してください。それで画面は静止します。「OFF」のボタンを押して電源を切ります。「OFF」のボタンを押す前にコンセントを引き抜いて電源を切るようなことは厳禁です。使用後はプローブのゼリーをよく拭いておきます。

問題 2

AとBはどちらが妊婦さんにとって安心でしょう。
そしてその理由は？

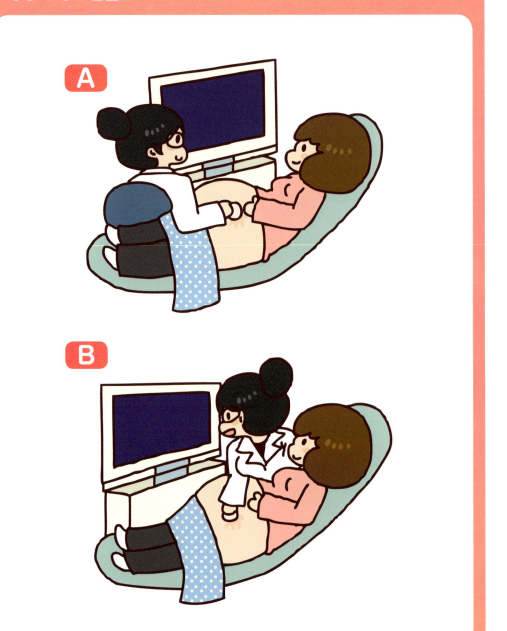

➡ 解答と解説は 101 ページ！

第3章
経腹法と経腟法
～ Upper or Lower ～

　本章は経腹的超音波断層法（経腹法）と経腟的超音波断層法（経腟法）について解説しましょう。経腹法は一般的な超音波検査で，産婦人科はもちろんですが，それ以外にもさまざまな診療科で使用されています。それに対し経腟法は，内診台で行う産婦人科に特有の超音波検査です。

　ではなぜ，他の診療科では使われないような経腟法というものが発明されたのでしょう。

　超音波検査に用いる高い周波数の超音波は私たちが話すときに使う音と違って，空気中を伝わることができません。腸管のように空気を含む臓器は超音波の透過が困難なので検査対象にはなりにくいのです。ところで子宮の前方は腸管に覆われていることが多く，それが検査のさまたげになっていました。子宮を経腹法で観察するときは，膀胱を充満させて腸管を上方へ圧排する処置が必要でした。膀胱が充満するまで妊婦さんを待たせたり，生理食塩液を注入して膀胱充満させたりして観察していたのです。また超音波は水中はよく伝わるのですが，空気ほどではないものの脂肪も苦手なのです。

　ですから腹壁の厚い妊婦さんは経腹法による観察が難しいこともありました。このような欠点をすべて解消しくくれたのが経腟超音波だったのです。腟の方向から子宮を見れば，腸管を通さないので膀胱充満は不要です。経腟法は子宮のすぐそばまでプローブを挿入することで，脂肪組織による画像の劣化も少なく，きれいな画像が得られます。経腟超音波断層法はまさに産婦人科のために生まれた検査法でした。

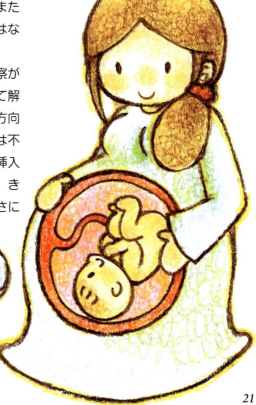

経腹的超音波断層法（経腹法）

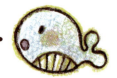

　経腹法は超音波検査の基本であり、ほとんどの検査は経腹法だけで事足ります。妊娠初期における分娩予定日の決定（頭殿長計測），妊娠中期の胎児形態スクリーニングおよび妊娠後期における胎児計測は妊娠中に行われる超音波検査の基本ですが、これらは通常経腹法ですべて行うことができます。

　プローブは自由に移動させることができるので，**腹部の全体**を観察できます。プローブは強く握りしめるのではなく，手首を自由に動かせるように，**柔らかく持つこと**が肝心です。検査中には、つい力が入りすぎて母体腹壁や胎児を押さえつけてしまいがちですが、柔らかい子宮は容易に変形しますし、胎児も圧迫による変形をうけるので，できるだけプローブは押しつけないことがコツといえます（図3.1）。

　プローブと腹壁の間に空気があると明瞭な画像が得られないので、プローブにはたっぷり**ゼリー**を塗るようにします。産婦人科領域においても、基本的な超音波検査が経腹法であることは間違いありません。その経腹法の欠点を補う検査法が経腟法であると理解されるとよいでしょう。

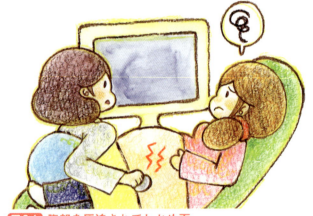

図3.1　腹部を圧迫されてしかめ面

経腟的超音波断層法（経腟法）

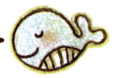

　経腟法を使うと，腸管や脂肪による画像の劣化が少ないと説明しました。そのことは妊娠初期の子宮を経腹法と経腟法で比較してみると明らかです。経腟法で使用する超音波の周波数（4〜9MHz）は経腹法（2〜6MHz）より高く，細かい描出ができるのですが，経腟法に用いる超音波の欠点として遠くまで伝わることができません。つまり経腟法は経腹法より**良好な画像が得られますが，骨盤内の狭い範囲しか見ることができない**のです（図3.2）。

　そのため妊娠初期の子宮や付属器を見るのにはきわめて有効ですが，妊娠中期以降になると，せいぜい子宮頸部やその周辺までが観察できる限界です。経腹法のところでも述べたことですが，プローブによる圧迫は対象を歪ませてしまいます。**プローブは腟内に挿入しすぎないこと**が大事です。

第3章 経腹法と経腟法
~ Upper or Lower ~

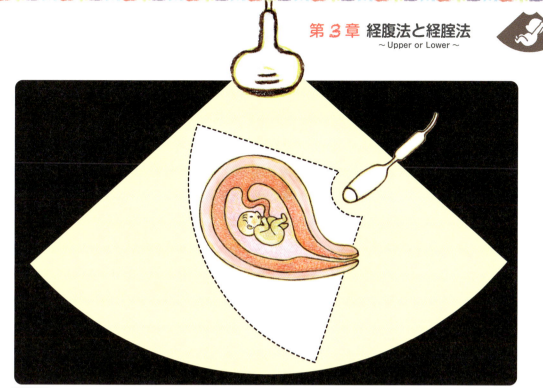

図3.2 経腹法と経腟法の描出範囲
経腹法は腸管や腹壁の脂肪などが超音波を通しにくくしています。
それに対して経腟法では，腸管や脂肪による超音波の減衰が少なく，対象をより近くから観察できることから明瞭な画像を得ることができます。しかし超音波の到達できる範囲が狭いという弱点があります。

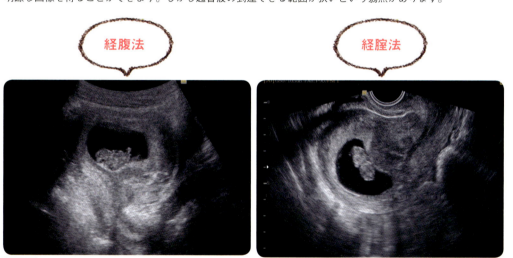

図3.3 経腹法と経腟法の比較（妊娠初期）
同じ症例の妊娠9週における子宮および胎児を経腹法と経腟法とで比較したものです。経腟法の方が子宮下部の所見が明瞭に描出されています。
図3.2を参考にして，観察している方向など経腹法と経腟法の違いについて理解してください。

　妊娠のごく初期や妊娠中期以降の子宮頸部の観察や前置胎盤の正確な診断などは経腹法が比較的苦手とする領域でした。経腟法はこれらの観察に適しています。経腹法の超音波検査しかなかった時代に経腟法が登場すると，私たち産婦人科医に喜んで受け入れられ，またたく間に広まりました。今では経腹法と経腟法を上手に使い分けることが，産婦人科における超音波検査の極意ともいえるでしょう（図3.3 図3.4 [25ページ]）。

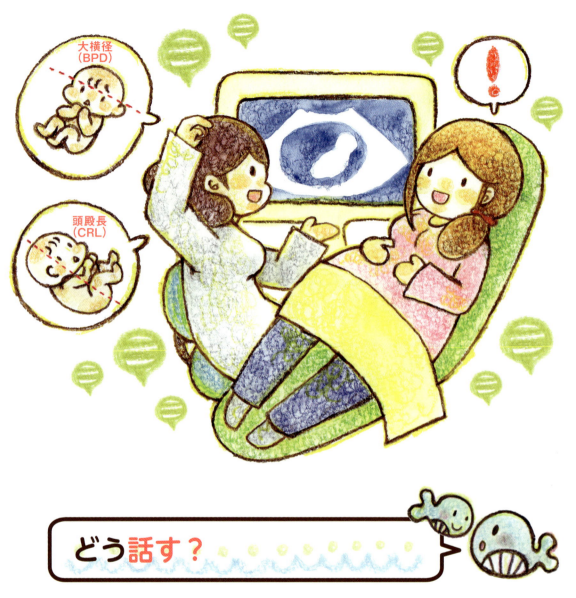

どう話す？

　超音波検査に映っている2Dの胎児の画像を母親（あるいは両親）と一緒に見る場合，母親や両親は胎児が普通の写真で撮った肖像のように描出されていると考えています。そのため最初に胎児の断面が見えているということを説明しておかないと，何が映っているのか理解できないことが多いのです。たとえば頭殿長（CRL）を見せる場合，胎児の頭からお尻まで見えているのに，なぜ手足が映っていないのかと疑問に思う人もいます。
　そこでまず「この検査は胎児の断面を見る検査です。ですから通常の写真とは違って，顔と手足が一緒に映っていません」というような説明から始めることも必要です。大横径（BPD）の断面を見せるならば，自分の頭を指さしながら，大横径の断面について説明することもよいでしょう。なかなか理解してもらえない場合は，3Dの画像を見せてあげればより親切でしょうね。

第3章 経腹法と経腟法
~ Upper or Lower ~

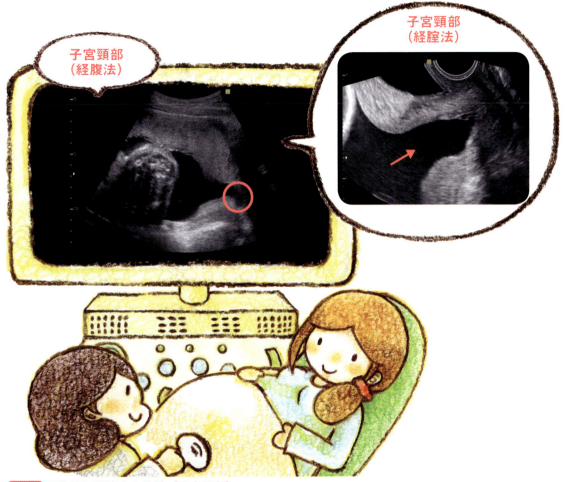

図3.4 経腹法と経腟法の比較（子宮頸部）
妊娠23週の切迫早産。経腹法ではうまく描出できない子宮頸部（〇）を経腟法で見ると，内子宮口は開大していることがわかります（→）。

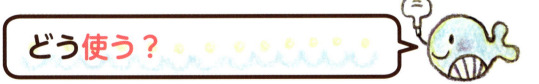

　さて，今回は経腹法をやってみましょう。さっそくプローブを手にとってください。本文でも述べたように，プローブは握りしめるのではなく，手首が自由に動かせるようにつかみます。プローブが母親と接する部分に十分な量のゼリーを塗布します。それから妊婦さんの腹壁にプローブを置きますが，最初は恥骨の上方あたりにプローブを置いてみましょう。妊娠初期であれば，そこに子宮があるはずですし，妊娠中期以降なら胎児の頭や手足や臀部が映っているでしょう。プローブは妊婦さんの腹壁にそっと触れているくらいに，自分で支えることが大事です。プローブを押しつけると，妊婦さんが不快なだけでなく，胎児など対象の画像を歪ませてしまいます。

問題 3

プローブの持ち方はA〜Cのどれがよいでしょう。
そしてその理由は？

A

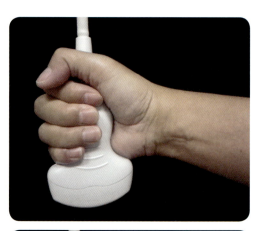

B

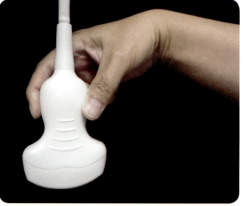

C

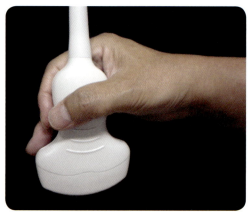

➡ 解答と解説は102ページ！

第4章
メダカだった頃
～ Once Upon a Time ～

　ダイヤル式の電話やプッシュフォンを覚えている世代にとって，携帯電話は革命的な発明でした．しかし携帯電話以前を知らない世代にとっては，携帯電話は珍しくも便利でもなく，日常のことに感じられるでしょう．同じことは超音波検査についてもいえることで，今では子宮内の胎児が見えることは当たり前ですが，超音波検査がなかった時代を知っている世代にとって超音波検査で胎児が見えることはまさに革命的な出来事でした．

　超音波検査がなかった頃を思い返してみると，今の若い世代の人には想像もできないようなことが実際に起こっていたことと思います．頭位だと思っていたのが，いざお産が始まってみると胎児の足が出てきた（骨盤位）とか，あるいは赤ちゃんが産まれた後も母親のおなかが動いている（多胎妊娠），などということもあっただろうと思います．今なら超音波検査で，骨盤位や双胎妊娠はたちどころに診断されるのですが，超音波検査のなかった時代は，母体腹壁からの触診が頼りでしたから，こういうこともたまにはあったに違いありません．

　超音波検査が日常診療に使用されるようになって，いくつもの新しい知見がもたらされましたが，そのうち今でも産科管理において重要と思われる知見がいくつかあります．本章は，それらの知見のうち，胎児がまだメダカくらいのサイズだった頃，すなわち妊娠初期の管理にとって必要な情報について解説しましょう．

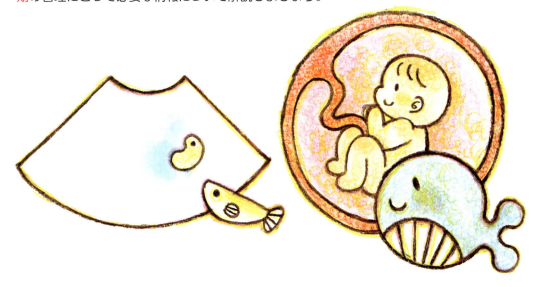

妊娠初期はまず何を見るか？

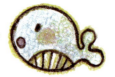

　超音波検査で子宮内が観察できるようになり，それまでとは違った新しい妊娠管理のやり方がもたらされました。そのうち妊娠初期の超音波検査でインパクトの強かったものを大事なものから2つだけ選んでみると，①いったん生きている胎児が確認された場合，その後に流産する可能性は低いこと，②胎児の大きさから分娩予定日が正しく計算できるようになったことでしょう。

　つまり妊娠初期に行う超音波検査で最も大事な所見は①生きている胎児を子宮内に確認すること，そして②頭殿長（CRL）や大横径（BPD）から分娩予定日を確定することにあります。超音波検査は経腹法でも経腟法でも見やすい方でかまいませんが，胎児を計測するときは3Dではなく2Dを使います。胎児が動かないときに，頭からお尻まで計ったものが頭殿長です（図4.1）。妊娠7～11週頃は妊娠週数ときわめて高い相関を示します（表4.1）。それ以降は大横径や大腿骨長（FL）の方が妊娠週数との相関が高くなります。

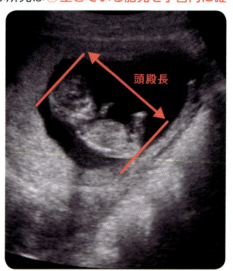

図4.1 頭殿長の計測

表4.1 頭殿長による妊娠週数推定表：単位はmm（長崎大学）

頭殿長	妊娠週数	頭殿長	妊娠週数	頭殿長	妊娠週数	頭殿長	妊娠週数
6	6w4d	21	9w0d	36	10w4d	51	12w0d
7	6w5d	22	9w1d	37	10w5d	52	12w1d
8	6w6d	23	9w2d	38	10w5d	53	12w1d
9	7w0d	24	9w3d	39	10w6d	54	12w2d
10	7w1d	25	9w4d	40	11w0d	55	12w3d
11	7w2d	26	9w4d	41	11w0d	56	12w3d
12	7w3d	27	9w5d	42	11w1d	57	12w4d
13	7w5d	28	9w6d	43	11w2d	58	12w5d
14	7w6d	29	9w6d	44	11w2d	59	12w5d
15	8w0d	30	10w0d	45	11w3d	60	12w6d
16	8w1d	31	10w1d	46	11w3d	61	13w0d
17	8w2d	32	10w2d	47	11w4d	62	13w0d
18	8w3d	33	10w2d	48	11w5d	63	13w1d
19	8w4d	34	10w3d	49	11w6d	64	13w1d
20	8w6d	35	10w3d	50	11w6d	65	13w2d

第4章 メダカだった頃
~ Once Upon a Time ~

妊娠初期にさらに見ておくこと

　生きている胎児が子宮内にいることを確認し，その大きさから分娩予定日を決めた後，さらに妊娠初期の超音波検査で見ておくべき事項として，以下のようなことが明らかになっています。③妊娠が確定的であって子宮内に胎児を認めないときは異所性妊娠を疑うこと，④双胎妊娠には膜性診断が必要で，それは妊娠初期に行うこと，⑤妊娠初期は高頻度に卵巣腫大が認められること。たとえば以前は卵管破裂や卵管流産のため大量出血で搬送されていた異所性妊娠は，超音波検査で妊娠初期から子宮内が観察されるようになって早期診断されるようになり，死に至るほどの重症例は極端に減少しました。妊娠反応が陽性であるにも関わらず子宮内に胎児が存在しない場合，現在では，おのずから異所性妊娠などの異常妊娠を疑いますが，こうした福音もまた超音波検査がもたらしたものと考えられます。その他，妊娠初期に超音波検査を行うことによって，多胎妊娠は，妊娠初期のうちに一絨毛膜か二絨毛膜かの鑑別（膜性診断）が行われるようになりました。一絨毛膜双胎は胎児間輸血症候群を伴うことがあるので，膜性診断は重要です。さらに卵巣腫大や子宮筋腫についても妊娠初期から対処法が検討できるようになりました。超音波検査によって妊娠初期の管理は系統的に行われるようになったといえるでしょう（図4.2）。

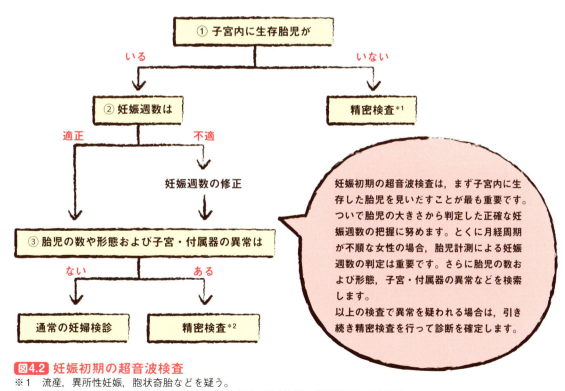

図4.2 妊娠初期の超音波検査
※1　流産，異所性妊娠，胞状奇胎などを疑う。
※2　多胎妊娠，胎児奇形，絨毛膜下血腫，子宮奇形，子宮筋腫，卵巣腫瘍などを疑う。

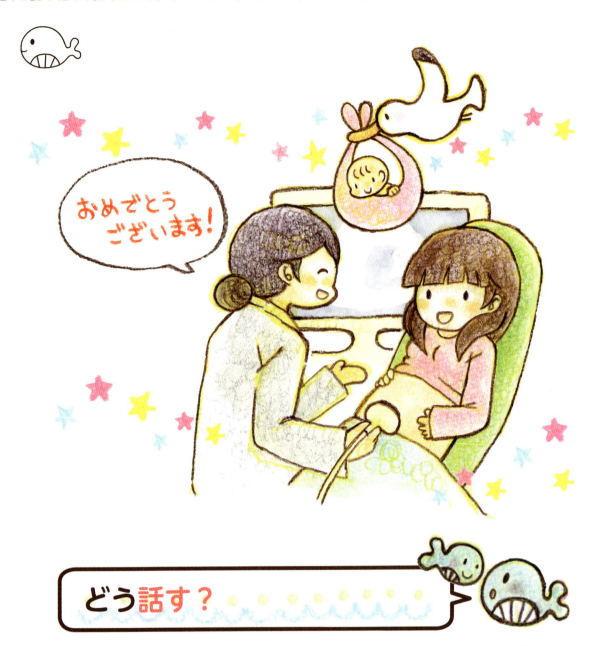

どう話す？

　妊娠初期に産婦人科を受診するお母さんは，母親になるという期待と同時に，母親になるということに対して何となく不安を感じてもいます。そういう期待感や不安感は，何気ない一言で右へ揺れたり左へ揺れたりします。母親の期待感はもっと膨らませてあげてください。それは実に簡単なことです。おなかの赤ちゃんを超音波検査で見たときに，母親にどんな事情があったとしても，何はともあれまずは「妊娠おめでとうございます」という言葉をかけてあげることです。母親や胎児に関する心配事は，まずおめでとうの言葉をかけてあげてから，ゆっくり時間をかけて聞いてあげればいいのです。
　「おめでとうございます」その言葉は，医療者と母親の気持ちを近づけて，その後の診療をよりよいものにしてくれるはずです。

第4章 メダカだった頃
~ Once Upon a Time ~

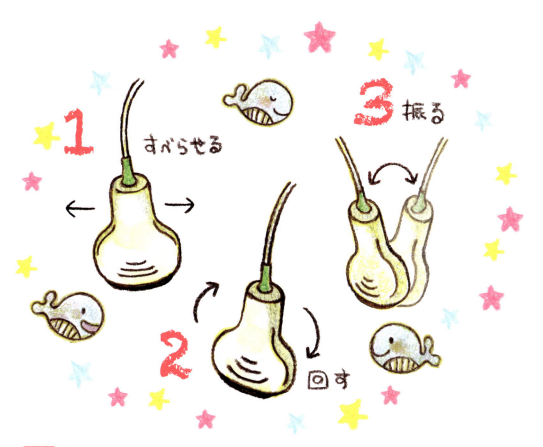

図4.3 すべらせる・回す・振る

どう使う？

　さて今回はプローブの操作法を解説します。経腹法については，まずプローブを手首が自由に動かせるようにつかみます。そして，母親の腹壁の上で，①すべらせる，②回す，③振る，という動作を組み合わせることで見たいものを映し出します（図4.3）。実際は，プローブをすべらせて見たいものの場所へ移動し，そこで回したり振ったりする動作で，細かい画像の調整をします。ベテランになると，以上の動作を無意識にやっているのですが，初心者のうちは意識して行うことで見たいものを上手に見られるようになるでしょう。母親に胎児の顔（横顔や鼻・唇）を出してみせることは，プローブ操作法の練習としておすすめです。

　経腟法の場合は，プローブの移動は経腹法に比べて制限を受けます。プローブをつい腟の奥の方へ移動させそうになりますが，見たい対象を歪めることになります。プローブは腟の浅いところに置いて観察しましょう。

問題 4

頭殿長（CRL）の計り方は A と B のどちらがよいでしょう。
そしてその理由は？

A

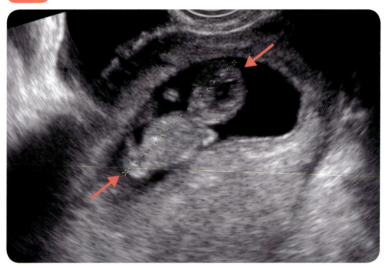

B

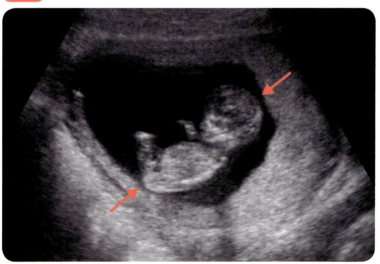

➡ 解答と解説は 102 ページ！

第5章
一卵性？二卵性？
～ Egg or Eggs ～

　二卵性双胎は，それぞれ別の卵子に別の精子が受精したもので，いわば兄弟が同時期に妊娠して出産するようなものですが，一卵性双胎は同じ卵子に同じ精子が受精しているものです。つまりクローンですね。同じ父親と母親がどれだけ子供をつくっても同じDNA配列の兄弟が産まれることはありません。ただひとつの例外が一卵性双胎なのです。

　みなさんは「クローン」と聞くとどんなイメージが湧いてきますか？ まったく同じ顔つき，同じ仕草，同じ背丈……。そういうイメージをお持ちではないでしょうか。亡くなりましたが，きんさん・ぎんさんという姉妹がいました。彼女たち姉妹は一卵性双胎だったそうです。似ているとはいっても，誰が見ても区別できるくらいでしたよね。産まれたときはもっと似ていたのかもしれませんが，生きていくうちに段々違ってきたのでしょう。動物で「クローン」をつくっても，やはりどこか違っているそうです。ホッとするような話ですよね。

　さて，本章は双胎妊娠の管理において，超音波検査をどのように使うかということを勉強しましょう。

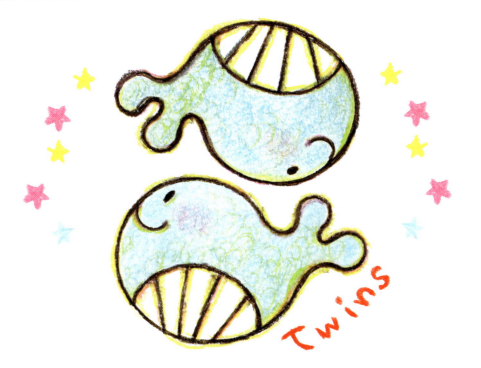

超音波所見による膜性診断とその意義

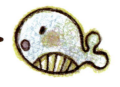

　前章で述べたように，妊娠初期の超音波検査で胎児が子宮内にいることを確認したら，次は胎児の大きさから正しい予定日を決定します。そういう検査の途中でおのずから双胎妊娠であることに気づいたとします。その場合，妊娠8〜10週かそれ以前の早い時期であれば，胎嚢が2つある場合と胎嚢は1つで胎児が2つの場合があります。妊娠10〜12週であれば，胎児と胎児の間に厚い壁がある場合と壁はあるが薄い，あるいは壁がないという場合もあります。

　卵子と精子が異なる双胎（二卵性双胎）は，それぞれ自分の羊膜・絨毛膜を持っているので自分の胎盤をつくります。つまり胎嚢は2つできますし，胎嚢が大きくなっても互いの壁は厚いまま存在します。一方，卵子と精子が同じである双胎（一卵性双胎）は受精卵がふたつに分かれる時期によって，さまざまな絨毛膜・羊膜の数を呈します。

　そこで超音波検査で双胎妊娠を診断する場合は，一卵性・二卵性という言い方ではなく，一絨毛膜・二絨毛膜という分類を用いています（図5.1）。双胎妊娠は早産に関する注意が必要です。一絨毛膜双胎では早産以外に双胎間輸血症候群についても注意をすることが大事です。二絨毛膜双胎では双胎間輸血症候群は起こりません。

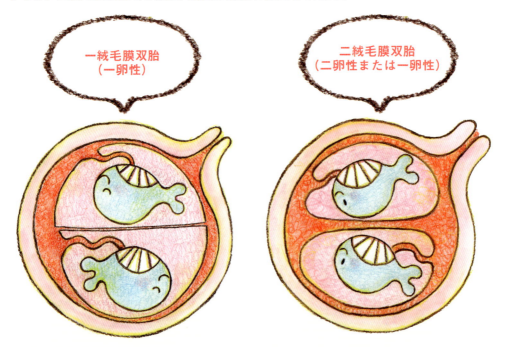

図5.1　超音波による膜性診断
一絨毛膜双胎の隔壁は多くは羊膜2枚からできており薄くなっています（一絨毛膜二羊膜双胎）。まれに隔壁の存在しない一羊膜双胎の場合があります。二絨毛膜双胎の隔壁は絨毛膜2枚と羊膜2枚なので厚くなっています。

第5章 一卵性？二卵性？
~Egg or Eggs~

一絨毛膜双胎で注意すること

膜性診断で一絨毛膜双胎と診断されたら，注意することがふたつあります。

ひとつは双胎間輸血症候群が起こっていないか監視することです。双胎間輸血症候群の最初のサインはふたりの羊水量に差がみられることです。病態が進行すると，片方の児の膀胱が常に充満しており，他方の児は膀胱が描出できなくなります。受血児は循環血液量が増加して常に尿を産生しており，供血児は逆に一過性腎不全の状態になって尿が産生されないために，このような所見が認められます。双胎間輸血症候群では胎児の大きさに差を認めるはずだと考えていると，初期の所見を見逃してしまいます。一絨毛膜双胎では羊水量と胎児の膀胱所見に気をつけてください（図5.2）。

さて一絨毛膜双胎で注意する，もうひとつのこととは何でしょう。それは一羊膜双胎です。一絨毛膜双胎には二羊膜双胎と一羊膜双胎があります。一羊膜双胎は滅多に起こりませんが，お互いのさい帯が複雑にからみ合って，高い死亡率を呈します。一羊膜双胎の診断は必ずしも簡単ではありません。むしろ一羊膜双胎ではないことを確認する，すなわち双胎間の羊膜を確認することがとても大事なのです。

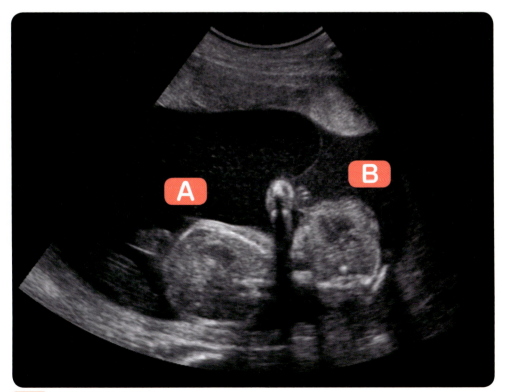

図5.2 双胎間輸血症候群
一方の児の羊水量と，もう一方の羊水量に明らかな差が認められます。双胎間輸血症候群の最初のサインです。Aに比べてBは羊水が少なくなっています。

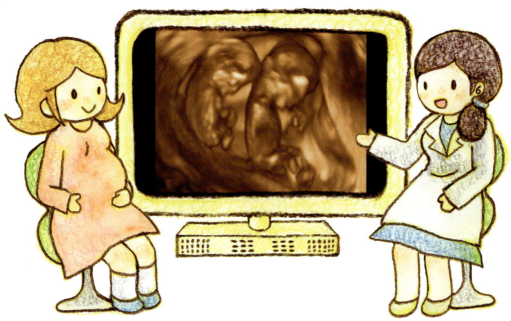

図5.3 一絨毛膜二羊膜双胎の3D超音波像
双胎間の隔壁が描出されていません。大きさに差があるように見えますが，2Dで見るとほとんど大きさに差はありません。

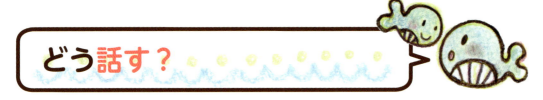

　図5.3は双胎の3D超音波像です。2Dに比べて理解しやすい胎児像なので，母親や父親（さらに祖父や祖母）に見せてあげるとたいへん喜ばれることでしょう。両親に喜んでいただけることは大事なことですから，妊婦健診の時間を使って胎児の様子を見せてあげることもたまには必要だろうと思います。ただし，妊婦管理と胎児管理にとって重要な所見は決して見逃さないようにする必要があります。

　最近の超音波機器はたいへん性能が向上し，きれいな画像が得られます。いかにも目の前に子宮の中の胎児がいるかのように描出されますが，超音波の画像には必ずアーチファクトが出現します。画像の中の胎児は必ずしも実際の胎児そのままではないということも，頭の隅においておく必要があります。

　ないものがあるように見えるのもアーチファクトですが，あるものが見えていないタイプのアーチファクトも存在します。この3D超音波で描出されている双胎妊娠の膜性は何でしょう。この双胎は一絨毛膜二羊膜双胎ですが，隔壁の羊膜が描出されていませんね。3D超音波は膜性診断には不向きなのです。両親は3D超音波の胎児を見せてほしがりますが，2D超音波の必要性についても説明してあげて，超音波検査には両親に胎児を見せてあげること以外にも大事な役目があることを教えてあげてください。

第5章 一卵性？二卵性？
~ Egg or Eggs ~

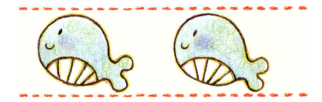

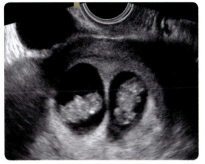

経腟2D超音波

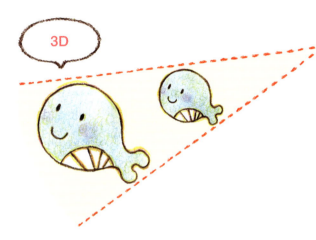

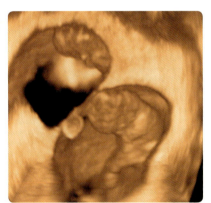

経腟3D超音波

図5.4 2Dと3D超音波の比較
3D超音波は形を見ることに優れていますが，計測には向いていません。同じ大きさの胎児が違った大きさに見えることもあります。

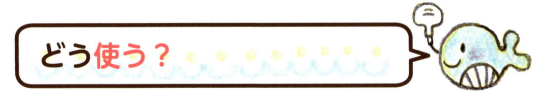

どう使う？

　3D超音波は形の評価法としては優れていますが，大きさの評価には向きません。上の写真は同じ双胎妊娠をいずれも経腟法の2Dおよび3D超音波で描出しています。2Dで同じ大きさの胎児が，3Dでは違った大きさに映っています（図5.4）。同じように図5.3の胎児も大きさが違うように見えますが，実は2D超音波で計測すると，ほとんど同じ大きさなのです。超音波検査のなかには，実にさまざまな機器や装置が存在しており，それらを的確に使い分けることが大事です。本を読んで，実際に使ってみて，それらを少しずつ学んでいきましょう。

問題 5

写真は妊娠初期の双胎妊娠の画像です。
胎児はひとりしか映っていませんが，双胎妊娠であることがわかるあるものが映っています。

あるものとは何でしょう。そしてどこに映っていますか？

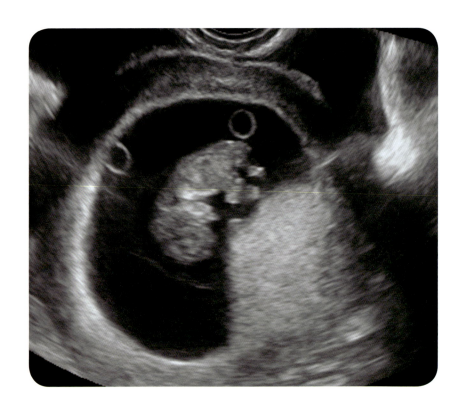

➡ 解答と解説は 103 ページ！

第6章 大きさを知る
～How Big ？～

　超音波検査が使われる以前，胎児の大きさは母親のおなかの大きさから推定するほかありませんでした。子宮底や母親の腹囲を計測しているのは，その名残ですね。母親の子宮底が普通くらいなら，胎児の大きさも普通だろうと考えたわけです。なかには母親のおなかごと胎児を持ち上げて，胎児の大きさを推定する医師もいたそうで，この方法でも慣れるとかなり当たったということです。

　初期の超音波検査は胎児の骨だけが白く映りましたから，胎児の頭の大きさだけを知ることができました。ですから超音波検査で最初に計測された胎児の部位は頭でした。大横径（BPD）ですね。その頃は，大横径だけで胎児の体重を推定する計算式がありました。もちろんほとんど当たらなかったのですが……。

　超音波検査で胎児の軟部組織が見えるようになると，胎児の腹囲（AC）が測られるようになりました。大横径と腹囲から求めた胎児の推定体重は，それ以前までの方法に比べてたいへんよく当たるようになりました。今でも使われている推定式は大横径と腹囲か，それに大腿骨長（FL）の計測値を加えて求めています。しかし推定体重は誤差も少なくありません。そのことは後で説明します。

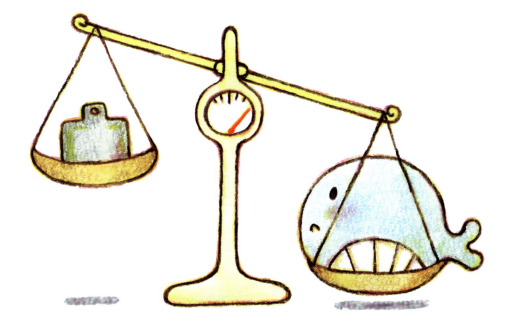

胎児の大きさの測り方

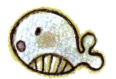

　まず大横径（BPD）を測ってみましょう。これは難しくありません。胎児の頭部に異常がないなら，どの胎児でも同じ場所で頭部断面像を描出することは，さほど難しいことではありません。意識してやっているうちに必ずできるようになります。気をつけることは頭を斜めに切って計測していないかどうかです。つまり左右対称に映っていることが条件です（図6.1）。

　胎児の大きさ（体重）をみるのに大事な計測部位は何といっても腹囲（AC）です。そして計測の仕方が難しいのも腹囲なのですが，ここではあまり難しく考えず，胎児のおなかの断面が丸く映るように描出してみましょう。大きめのソーセージを正しく直角に切ることを考えてください。断面は丸くなるでしょう。断面が長丸になっているときは，胎児の腹部を斜めに切っているか，つい力が入ってしまって，胎児をプローブで押さえつけているのかもしれません。腹囲は断面が丸くなること，心臓や腎臓が映っていないことが大事です（図6.2）。いくつか腹囲の断面を測ってみてください。そのうち一番小さな値の断面が正しい腹囲と考えていいでしょう。あとは大腿骨長（FL）ですが，これは簡単です。腕の骨と間違ってさえいなければ，まずは上手に計測できているでしょう。

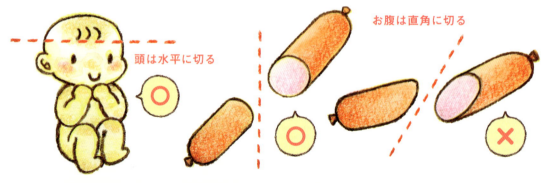

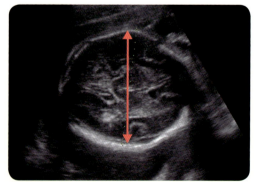

図6.1　大横径（BPD）を計測する断面
胎児の頭部を水平に切った断面で，頭の横幅を計測した値が大横径（⟷）。左右対称であること，つまり頭を斜めに切った断面ではないことが重要です。

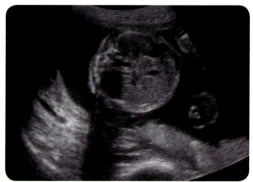

図6.2　腹囲（AC）を計測する断面
腹囲を計測する断面は，とりあえず丸く映っていることが大事。胃が映っていて，心臓や腎臓は映っていません。

第6章 大きさを知る
~How Big?~

推定体重は当たりますか？

　ところで大横径（BPD）と腹囲（AC）（さらに大腿骨長：FL）から求める推定体重は，胎児が正常発育をしているときはたいへんよく当たります。なぜ当たるのでしょう。考えてみてください。私たち大人の体重を，帽子のサイズ（大横径）とベルトの長さ（腹囲）と靴のサイズ（大腿骨長）から当てることができるでしょうか。まず無理ですよね。ではなぜ胎児の推定体重はそれなりに当たるのでしょう。

　それは胎児には私たち大人のように極端な体型や体重を示すものが少なく，平均的な大きさの胎児が圧倒的に多いからというのが（他にも考えられる要因はいくつかありますが）ひとつの答えです。胎児の大部分は平均的な発育をします。一方，頭ばかり大きいとか，頭がまん丸（あるいは長頭）だとかいう胎児の推定体重は当たりません。大きすぎる胎児も同様で，巨大児などは誰が計測しても当たらないのが普通です。ですから胎児の大きさを知るには，当たらない推定体重よりも，大横径，腹囲，大腿骨長のそれぞれを正しく計測して評価する方がより大事だと思います。つまり発育表に発育経過をプロットすることで評価することですね。

　胎児の発育は停止することはあっても，小さくなることはきわめてまれです。計測した大横径や腹囲が以前より小さく測られたときは，自分の計測方法が正しいかどうかもう一度振り返ってみてください。

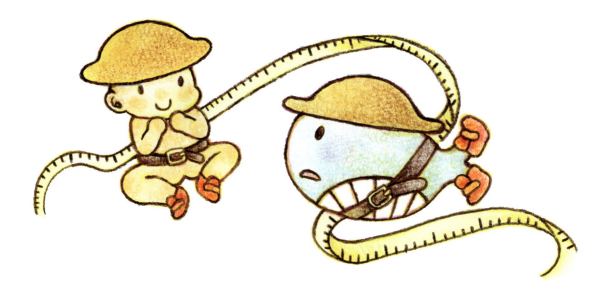

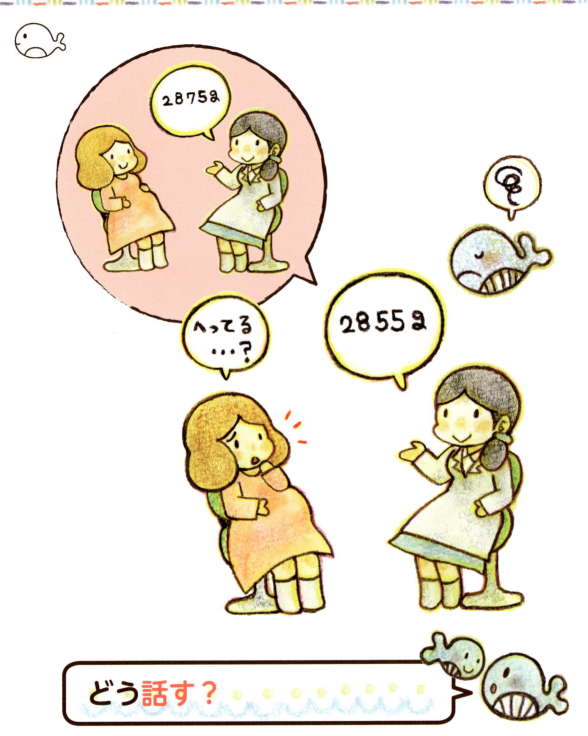

どう話す？

　両親は自分たちの胎児が普通に発育しているかどうか，たいへん気にしています。そして超音波検査であれだけきれいに見えているのだから，胎児の体重くらいはきっちりとわかっているものだと思っています。さてそういうときに，「今日は2875gでしたよ」と伝えるのと「2500gは超えたようですね」と答えるのではどちらが正しいでしょう。あるいは「赤ちゃんの発育には問題ないですよ」というのもよいでしょうね。計測した人にもよりますが推定体重には最低でも10％くらいの誤差があるのは当然です。それに1週間後に計測した推定体重が2855gだったらお母さんにどう伝えますか？

第6章 大きさを知る
～How Big？～

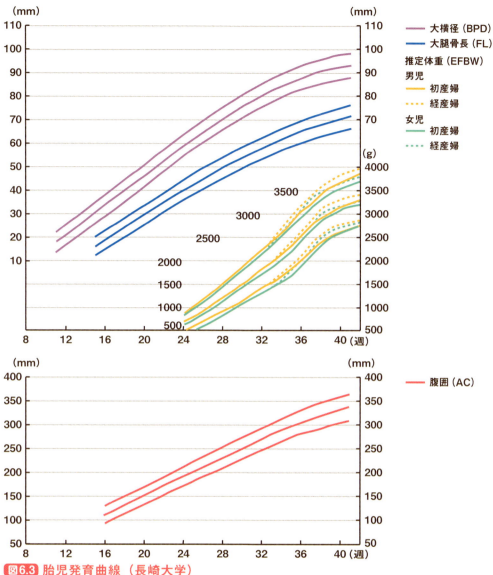

図6.3 胎児発育曲線（長崎大学）
大横径（BPD），大腿骨長（FL），腹囲（AC）および推定体重をプロットして，経時的な胎児発育を評価します。

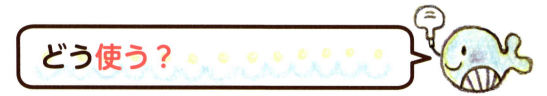

先に述べたように，胎児の体重を正確に知ることは難しいことです。大事なことは胎児の推定体重ではなくて，胎児が平均より大きすぎたり小さすぎたりしていないかをチェックすることです。大横径（BPD）と腹囲（AC）と大腿骨長（FL）を標準発育曲線上にプロットして，それぞれが標準内にあれば胎児の発育は正常と考えてよいのです（図6.3）。ただしどれかが正常発育からはずれているときは，その理由を考えながらもう一度計測をやり直すくらいの慎重さはぜひ持ってください。

問題 6

写真は同じ胎児の腹部断面像です。
なぜ違っているのでしょう。
そして，どちらが正しい腹囲（AC）の計測断面でしょう？

A
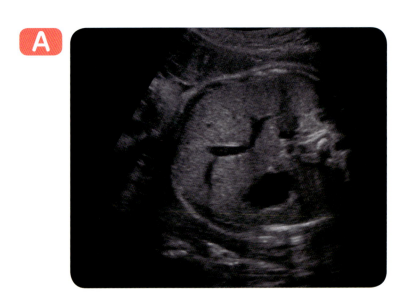

B
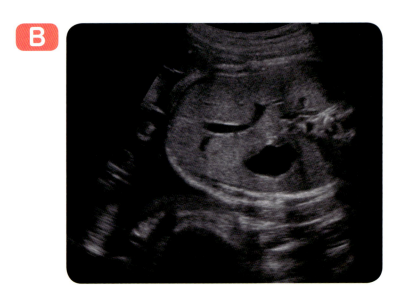

➡ 解答と解説は 103 ページ！

第7章
かたちを見る
〜What Shape？〜

　超音波検査を使うようになる以前の妊婦健診は，母親の腹囲と子宮底長を計測し，足を触って浮腫の有無をみたら，あとはトラウベで胎児心音をチェックして医師の仕事はおしまいでした。ですから超音波検査導入以前は，妊婦健診は主に研修医の仕事であって，妊婦さんひとりに5分もかからないほど簡単なことでした。もちろん助産師（当時は助産婦）さんの仕事は血圧やら検尿やら食事指導やらいろいろあったのでしょうが，研修医だった私は気づいていませんでした。それが今ではどうでしょう。胎児の大きさを計測し，かたちの異常がないかどうか検索し，胎盤や羊水の異常についても調べています。ひとりの妊婦さんの診察に要する時間はずいぶん長くなりました。

　さて最近では3D超音波が使われるようになり，口唇裂・口蓋裂の胎児が驚くほどたくさん紹介されてくるようになりました。しかしそのことは母親や胎児にとっての恩恵なのでしょうか。胎児診断されたからといって，口唇裂の治療が胎児診断されない場合よりうまくいくのでしょうか。かえって早くわかることが，母親の気持ちを乱しているのではないでしょうか。以前のように，産まれてきたときにはじめて口唇裂と診断されて，それから説明を受けても，別にかまわないのではないでしょうか。今回はそういうことを少し考えてみましょう。

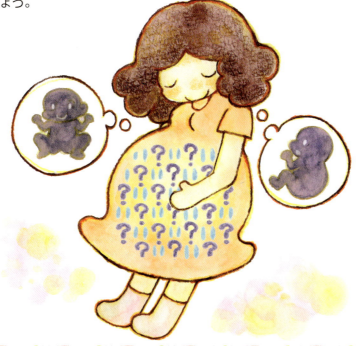

胎児の表面を見る

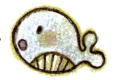

　妊娠前半期（妊娠20週まで）の胎児は，超音波検査の一画面に全身を映すことができ，一度に胎児の全身を見ることが可能です。妊娠後半期になると胎児の一部分を見ることになります。3D超音波を用いれば，胎児の表面をあるがままの姿で見ることができ，胎児の表情までうかがうことができます（図7.1　図7.2　図7.3　図7.4）。

　ただし妊娠の時期によって胎児は独特の形をしているので注意が必要です。妊娠初期の正常な胎児を間違って異常と診断してしまうことは，人工妊娠中絶に連なることも考えられるので，異常な胎児を見逃すことよりも避けなければならないことです。

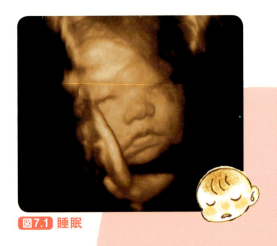

図7.1　睡眠

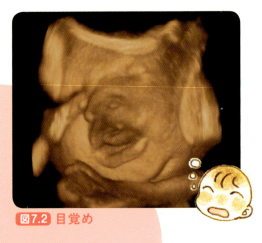

図7.2　目覚め

これらは同じ胎児が
5分間のうちに変化した表情です。

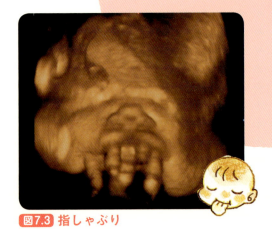

図7.3　指しゃぶり

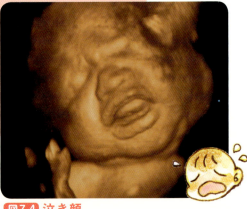

図7.4　泣き顔

第7章 かたちを見る
~What Shape?~

胎児の中身を見る

　頭の中や心臓など身体の中の所見は，通常は 2D 超音波検査で見ます。妊娠 20 週頃は羊水量が適量で超音波を通しやすく，この時期の胎児は骨が未発達なので身体の中まで超音波を通すことができ，胎児の断面を見るのに適しています。胎児の断面は，頭部，胸部，腹部などに分けて，各部位ごとに詳細にチェックします（図7.5）。頭の断面で大事なのは大横径（BPD）を計測する断面ですし，腹部では腹囲（AC）を計測する断面が重要です。ですから胎児に大きな異常があれば，胎児計測のときに気づくはずです。心臓は四腔断面といって心臓が左右対称に見える断面が大事です（図7.6）。胎児のときにみつかることで産まれてからの予後がよくなるような病気はぜひみつけなければなりません。そのような病気は多くはありませんが，呼吸器系が閉塞している場合や経腟分娩によって胎児に損傷をきたす可能性のある場合などが考えられるでしょう。

1	頭部	：大横径（BPD）断面
2	胸部	：四腔断面
3	腹部	：腹囲（AC）断面 ：へそ付着部 ：腎臓断面
4	脊椎・四肢	
5	胎盤，羊水，さい帯	

図7.5 胎児形態スクリーニング
実際には，より詳細に胎児の部位を検査しますが，ここではとくに重要な検査部位だけを示します。

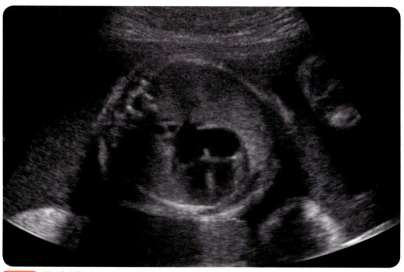

図7.6 四腔断面
胎児心臓のスクリーニング検査で最も大事な断面像です。両心房および両心室はおおよそ同じ大きさをしています。ところでこの胎児には心室中隔欠損があります。どこにあるかよく見て考えてください。104ページでお答えします。

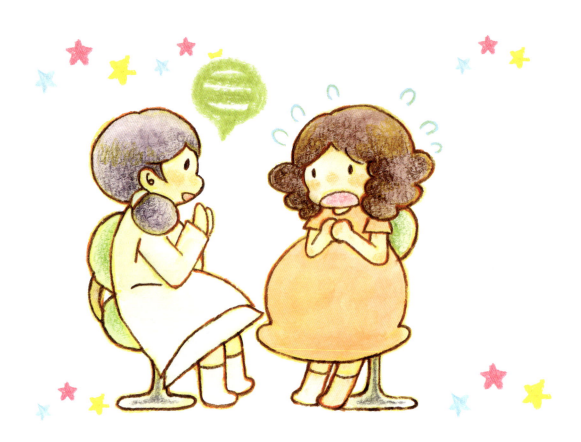

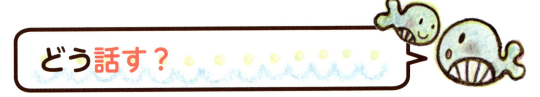

どう話す？

　胎児にかたちの異常がみつかった場合，両親の驚きや嘆きは想像できないくらい大きいものがあります。みつかった病気について正直にできるだけ詳しくお話しすることは必要ですが，必ずしもすべての情報を一度に伝えるのではなく，両親の反応をみながら，少しずつ情報を伝えることも場合によっては必要なことでしょう。
　インフォームド・コンセントとは，情報をすべて開示して両親に選択を迫るだけのものではありません。インフォームド・コンセントとは，両親が医療者から聞いた説明を「理解」し，それから「質問」して「選択」し，さらにそれを「納得」し，その後にはじめて「同意」したものであるべきです。胎児に異常があるといわれ，気が動転しているなかで説明された情報は，なかなか理解や納得をしがたいものです。落ち着いた状況でお話しする気づかいが大事でしょう。

第7章 かたちを見る
~What Shape?~

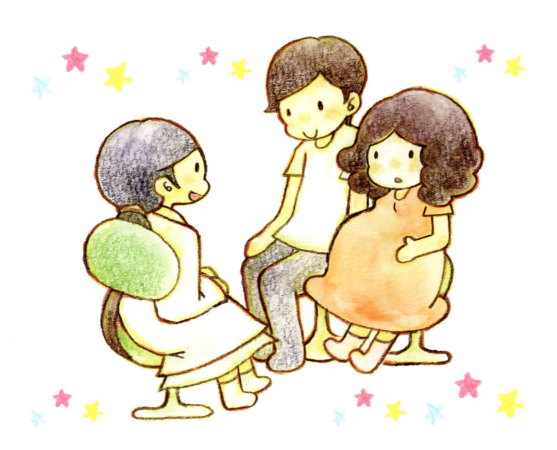

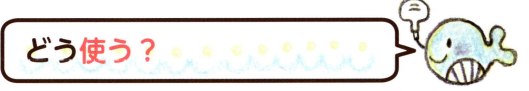

 本章でお話しした胎児のかたちを見る，ということは，つまり出生前診断ということです。しかし出生前診断には決まりきった取り決めがあるわけではなく，どのように診断するか，どこまで診断するか，など決まりのない難しい領域です。大人であれば病気の診断をつけることは，大概の場合は治療に結びつくのですが，胎児の場合は治療に結びつかないことも少なくありません。そこには単なる説明だけでなく，カウンセリングという手法が必要になります。カウンセリングはいわばある種のコミュニケーションの手段です。他人の話を聞く力といえるかもしれません。周産期医療に関わる医師や看護師は，カウンセリングの手法を身につけることも今後は必要になるでしょう。

問題 7

これは妊娠 10 週の胎児を 3D 超音波を使って見た写真です。この子のおなかには大きな腫瘤がついているようですが，正常なのでしょうか？

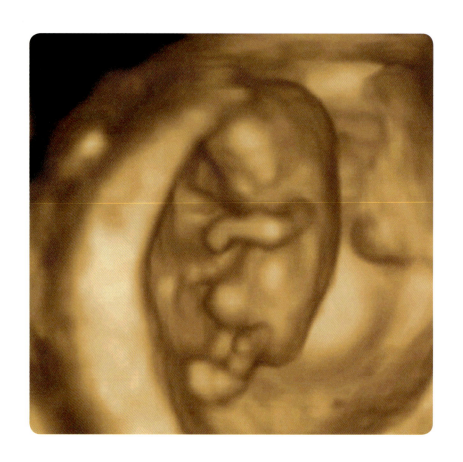

➡ 解答と解説は 104 ページ！

第 8 章
胎盤とさい帯と羊水
～ Accessory ～

　ときどき思うのです。少子化問題のことです。日本は人口減少に向かっています。当然じゃない？　父親と母親の 2 人がかりで生まれてくる子供はひとり。つまり，1 ＋ 1 ＝ 1 じゃないですか。これでは人口が減るのは当たり前。戦時中は 10 人産むとご褒美がもらえたそうですが，この時代に 10 人は無理でしょう。せめて 2 人ずつ産むことで，やっと人口が保たれるはず。で，ちょっと待ってください。もしかしたら 2 人ずつ産んでるんじゃない？　いやいや双子じゃなくて，胎児（と呼んでいるもの）と胎盤（と呼んでいるもの）。お産のあと生きていくのは確かに胎児・新生児だけども，産まれる前はどうだろう。せっせと生きている（働いている）のはむしろ胎盤じゃないですか？　胎盤を「胎児付属物」なんていうけれども，母親がせっせと育てているのは胎盤であって，胎児こそ「胎盤付属物」じゃないの。見かけにだまされないで考えてみよう。胎児も胎盤も同じ受精卵から産まれる双生児ではないだろうか。胎盤にとってはお産までが生命の長さ，お産からは胎児・新生児にバトンタッチしている。二段式ロケットのように。そう考えれば，1 ＋ 1 ＝ 2 でおかしくない。どうだろう？

　さい帯はどうやって長くなるのか？　羊水は最初にどこから来るのか？　妊娠や分娩は不思議なことだらけ。こんなに興味をそそるものを仕事にしているのは何て幸せなことだろう。

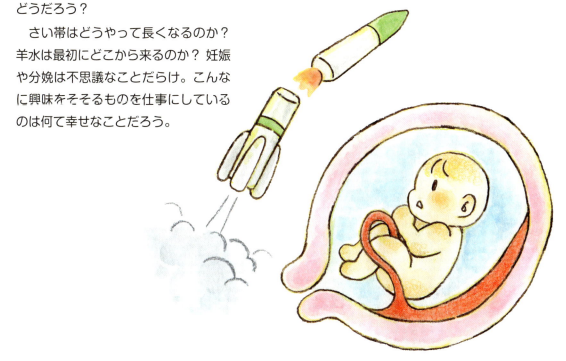

胎盤，さい帯を超音波で見る

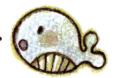

　胎盤は子宮にくっついているので動けません。しかし経腟超音波検査で妊娠中期の前置胎盤を経時的に見ていると，胎盤は次第に頭方へ上がって，やがて前置胎盤ではなくなります。この現象を胎盤の相対的位置移動といいます。実際には胎盤は動いていないのに，頭方へ動いてるように見えます。その原理は単純ではないですが，ひとつの説明として子宮下部の形成が考えられます。前置胎盤は母児にとって危険なので，それを回避するような機構が進化したと考えると説明がつきます（図8.1）。では，どういう例が前置胎盤になるかについては，必ずしも明らかではないのですが，最初から胎盤が下方に付着している場合と次第に胎盤が下降してくる場合があるようです。いずれにしても，超音波検査で見るべき胎盤の所見としては，前置胎盤が最も大事です。前置胎盤や低置胎盤の診断には経腟超音波検査が有用です（図8.2）。

　常位胎盤早期剥離のような短時間で診断を確定させなければならない疾患については，ゆっくり検査をしている余裕はないので，臨床症状から強く疑われるときは超音波検査をする必要はないでしょう（むしろ帝王切開術を早く始めるべきです）。さい帯は興味深い対象ですが，臨床的にどうしても超音波検査で見なければならないものではありません（図8.3）。

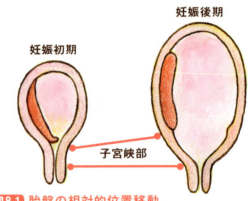

図8.1 胎盤の相対的位置移動
妊娠経過中に前置胎盤の頻度が減少する機構として，①子宮下部の形成（子宮峡部の延長と開大），②絨毛膜の退縮（繁生絨毛膜→滑平絨毛膜）および③胎盤の相対的縮小（発育速度：子宮＞胎盤）などが考えられます。

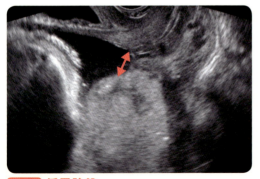

図8.2 低置胎盤
前置胎盤や低置胎盤は，内子宮口と胎盤との位置関係から診断されます。経腟超音波検査を用いると内子宮口は容易に同定できます。この例は内子宮口から胎盤までの距離（↔）が2cm未満なので低置胎盤と診断しました。

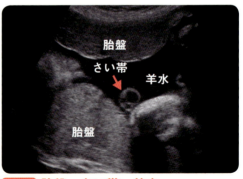

図8.3 胎盤，さい帯，羊水
経腹超音波検査で見た胎盤，さい帯（→），羊水です。

第 8 章 胎盤とさい帯と羊水
~ Accessory ~

羊水を超音波で見る

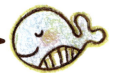

　羊水は胎児の環境そのものです。増えたり減ったりしますが，胎児の状態を反映しているので大事に観察しましょう。経腹超音波検査を用いて子宮内で羊水貯留の多い部分を探し出し，そこで羊水の深さを計測します。その値を羊水深度といいます。羊水深度は妊娠のどの時期であっても 3 ～ 8cm が正常です。妊娠後期だと，3cm は 200mL，5 ～ 6cm はおよそ 500mL，8cm は 800mL，10cm は 1500mL になります。おおよそですが覚えておくとよいでしょう（表8.1）。

　羊水が少ないときは，破水や胎児機能不全や胎児奇形などいろいろなことが考えられます。一方，羊水深度が 12cm（羊水量として 3000mL）を超えるときは，まず胎児異常を考えます。上部消化管閉鎖や 18 トリソミーの他，中枢神経系障害による嚥下障害なども考えておくべきでしょう（図8.4）。

表8.1 羊水深度と実測羊水量

羊水深度(mm)	10	20	30	40	50	60	70	80	90	100	110	120	130
実測羊水量(mL)	40	100	200	310	420	530	650	820	1100	1500	2100	3100	4500

（Masuzaki M et al.: Acta Med Nagasaki, 57: 41-44, 2012. より引用）

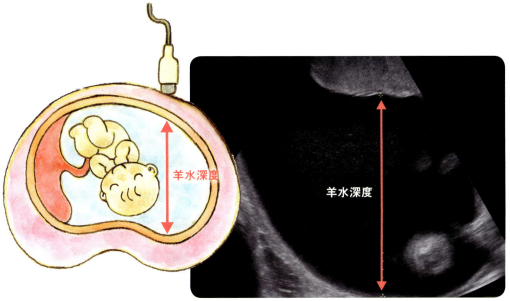

図8.4 羊水過多
この例は妊娠35週で頻回な子宮収縮を認めました。経腹超音波検査で計測した羊水深度（↔）はおよそ17cmであり，実際の羊水量は5000mL以上と推定されました。胎児には食道閉鎖がありました。

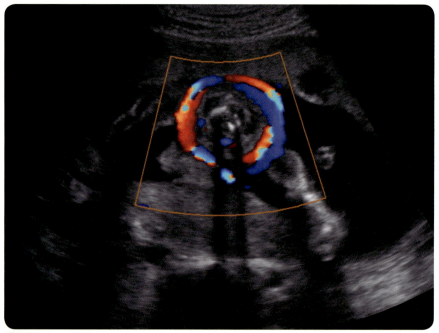

図8.5 さい帯巻絡
胎児の首にさい帯が巻き付いた状態を頸部さい帯巻絡といいます。カラードプラ法を用いると容易に診断できます。出生時におよそ25％の胎児に認められます。

どう話す？

　超音波検査は「産婦人科医の聴診器」といわれることがあります。しかし聴診器は「聞く」のであって，超音波は「見る」のです。聴診器の音が医師にどう聞こえているか患者にはわかりません。しかし超音波検査は「百聞は一見にしかず」，というように両親は医師が見ているものと同じものを見ています。ですから，ごまかしはききません。たとえば超音波の画面にさい帯巻絡が映っていたらどうでしょう（図8.5）。「先生，大丈夫でしょうか？」と問われて，それに対して何と答えますか？

　内科や外科では現在の病状を聞かれることが多いでしょう。「先生，どうでしょうか？」それに対して産科では往々にして将来のことを聞かれます。「先生，産まれるまで大丈夫でしょうか？」

　どう答えるか。それは人それぞれでしょう。「先のことだからわかりません」「まあ大丈夫でしょう」「心配しても仕方ないですね」どう答えるかは，あなたの性格と，母親の性格と，あなたと母親との相性でしょうか。自分ならどう答えるか，考えておいた方がよいかもしれません。

第 8 章 胎盤とさい帯と羊水
~ Accessory ~

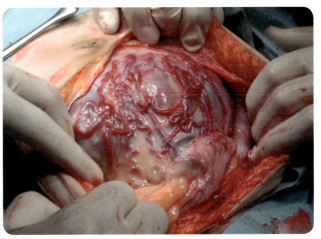

図8.6 穿通胎盤
帝王切開時に認められた穿通胎盤です。既往帝王切開創を中心として，子宮前壁表面に胎盤が透けて見えています。通常の前置胎盤に比べて異常出血の量が多いので注意が必要です。

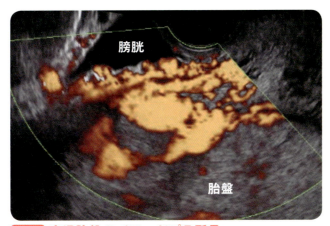

図8.7 穿通胎盤のパワードプラ所見
胎盤の血流は子宮壁を貫通し膀胱壁に及んでいます。

どう使う？

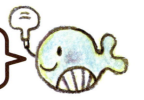

　前置胎盤がみつかったとき，次にすることは癒着胎盤があるかどうかを見ることです。前置胎盤のなかには子宮筋層の中まで侵入しているもの（侵入胎盤）や，子宮を貫通して膀胱まで到達しているような場合もあります（穿通胎盤）。帝王切開の既往がある場合の前置胎盤は，癒着胎盤をきたしやすいので，とくに気をつける必要があります（図8.6）。

　その場合，胎盤が子宮前方から内子宮口にかかっていること（多くの前置胎盤は子宮後方からの前置胎盤です），それとカラードプラ法で，胎盤から子宮筋層へ連続する血流が認められることの，ふたつの所見にとくに注意しましょう（図8.7）。

問題 8

これは妊娠 34 週の経腟超音波像です。子宮収縮や出血はありません。**診断してください。** ※簡単なのでヒントはありません。

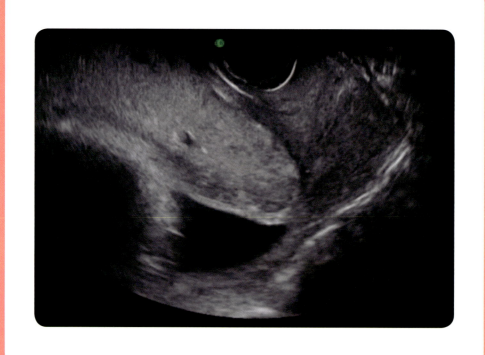

➡ 解答と解説は 104 ページ！

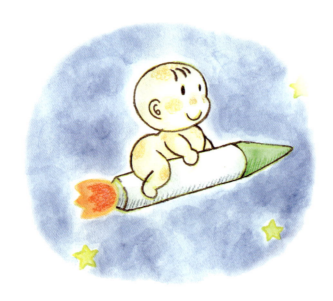

第9章
ドプラ法による血流計測
～ Doppler ～

　超音波検査には，それぞれ原理の異なる超音波断層法と超音波ドプラ法というふたつの種類があることについては第2章で述べました。本章は超音波ドプラ法について解説しましょう。カラードプラとかパワードプラと呼んでいるのがそれですが，原理を知っていると，「なるほど」と思うことがたくさんあって検査が以前より楽しくなるはずです。

　基本的に超音波断層法は胎児までの距離を測る検査です。超音波は水中で1秒間におよそ1500m進むので，超音波が胎児から戻ってくる時間を計ると距離がわかります。胎児が動いて見えるのは胎児までの距離を連続的に計測して描出しているからなのです。

　ところですごいスピードでこちらへ泳いでくる魚に超音波をぶつけた場合，戻ってきた超音波の周波数は魚の速さ（速度）に応じて高くなります。そのときに変化した周波数の程度がわかれば魚の速さがわかります。もっと身近なもので説明してみましょう。道路に立っている人に向かってサイレンを鳴らしながら救急車が走ってきたとします。サイレンの周波数は実際より高くなるので，その人に聞こえるサイレンの調子は実際より高音に聞こえます。救急車が去っていくときのサイレンは低音に聞こえます。船や夜汽車の汽笛なども同じです。気にしていると身近なことで経験できると思います。

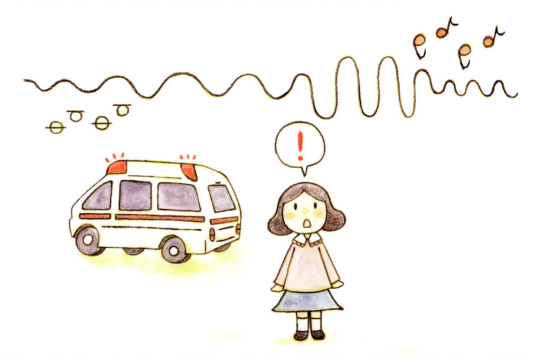

ドプラ法の血流計測への応用

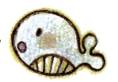

　音源の振動数が一定であっても聴取される振動数は音源と聴取者との相対運動に関連して変化する，という現象はオーストリアの物理学者ドプラ（Doppler）によって19世紀に発見されました。ドプラは遺伝の法則を発見したメンデルに数学や統計学を教えたことでも知られています。科学は一見何の関係もなさそうなところから新たな展開が開けるということの証明のような気がします。

　さて，ドプラ現象を赤血球にあてはめて考えてみましょう。プローブから発した超音波の周波数は走ってくる赤血球にぶつかると周波数は高くなってプローブに戻ってきます。戻ってきた周波数と元の周波数の差は赤血球の速さに比例します。ですから周波数の差を計測すれば赤血球の速さ（つまり血流速度）がわかるのです。このような原理を元に，超音波血流計測がなされます（図9.1）。

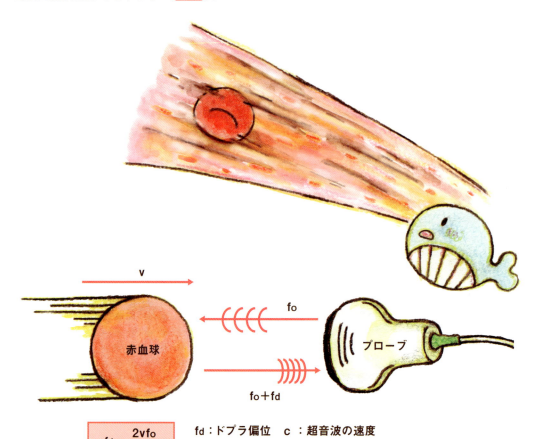

$$fd = \frac{2vf_o}{c}$$

f_d：ドプラ偏位　　c：超音波の速度
v：血流速度　　f_o：超音波の周波数

図9.1 超音波パルスドプラ法の原理
プローブから放射された超音波の周波数f_oは，速度vで移動する赤血球から反射するときf_d（ドプラ偏位）だけ高くなります。

第9章 ドプラ法による血流計測
~ Doppler ~

血流計測の実際

　たとえばさい帯動脈の血流速度波形は胎児から胎盤へと駆出される血流を見ています。胎盤に何らかの問題があり，血液の流れが阻害されると拡張期の血流には逆流所見が出現します（図9.2）。極端な胎児発育不全（FGR）や膠原病合併妊娠などで認められることがありますが，胎児娩出を急がないと胎児死亡をきたすことがあります。

　さい帯動脈血流の計測は，羊水中に浮遊しているさい帯から血流を拾うことと血流波形が独特であることから容易ですが，胎児中大脳動脈や母体の子宮動脈となると，それらの血管を同定するには超音波断層法を同時に描出する必要があります。現在使用されている機器は，断層法とドプラ法の同時表示ができるように工夫されています。このような機器を用いることで，胎児中大脳動脈の最高血流速度からは胎児貧血の予測が，また子宮動脈の血流速度波形からは妊娠高血圧症候群やFGRの発症予測が試みられています（図9.3　図9.4　図9.5）。

　さらに超音波断層法の画像上に瞬時に計測された血流情報を重ねることで，一定の区域における血流分布を知ることができるようになりました。このような表示の仕方をカラーフローマッピングと呼んでいます。

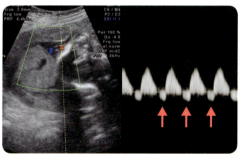

図9.2 さい帯動脈血流速度波形
さい帯動脈血流速度波形に拡張末期の逆流所見（→）があると，胎盤における血流の状況がよくないと判断されます。

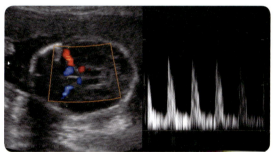

図9.3 中大脳動脈血流速度波形
左の赤い血流が中大脳動脈の位置を示しています。その位置にカーソルを合わせると，右に血流波形が表示されます。

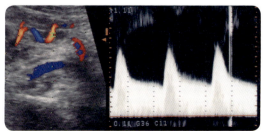

図9.4 子宮動脈の血流速度波形
左の画像（断層法）で血管を選択すると，その血管の血流所見が右に表示されます。

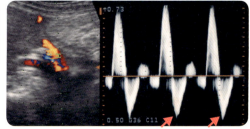

図9.5 外腸骨動脈の血流速度波形
外腸骨動脈の血流には逆流所見（→）が認められます。ヒトの動脈血流所見で逆流を認めない部位は少なく，子宮動脈はその少ない血管のひとつです。

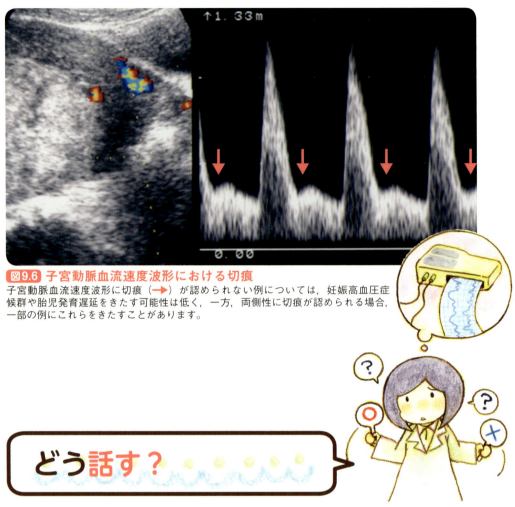

図9.6 子宮動脈血流速度波形における切痕
子宮動脈血流速度波形に切痕（→）が認められない例については，妊娠高血圧症候群や胎児発育遅延をきたす可能性は低く，一方，両側性に切痕が認められる場合，一部の例にこれらをきたすことがあります。

どう話す？

　本章は産科に関連する検査の特徴についてお話しします。検査には「良いものを良い」と診断するものと，「悪いものを悪い」と診断するものがあります。「良いものを良い，悪いものを悪い」というように両方とも診断できれば理想的ですが，なかなかそういう検査はありません。たとえばNSTを考えてみましょう。100人のNSTがreactiveと判定された場合，まず100人とも胎児は健康（well-being）であると判定されます。ではnon-reactiveと判定された場合はどうでしょう。この場合は100人の胎児のうち数名程度が悪いだけです。ですから，non-reactiveと判定された場合はさらに負荷試験（たとえばCST）が必要になります。同じように超音波ドプラ検査でさい帯動脈や子宮動脈の所見が「良い」とされたときは，まず問題ないのですが，所見が「悪い」とされたときは注意が必要です（図9.6）。「悪い」とされても，本当に悪いのは一部の例だけだからです。そういう場合，いくつか他の検査を追加してできるだけ正しい検査結果を得るように努めます。いずれにしても両親に検査結果を説明する場合，「胎児の状態が悪い」ということを診断することは，「胎児の状態が良い」ことを診断するよりも，かなり難しいということを覚えておきましょう。

第9章 ドプラ法による血流計測
~ Doppler ~

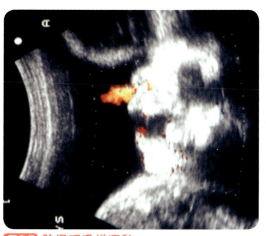

図9.7 胎児呼吸様運動

胎児は羊水を鼻から出し入れしますが，これを胎児呼吸様運動といいます。出生後の呼吸に備えて，呼吸筋や横隔膜を鍛えていると考えられています。新生児は乳首をくわえながら呼吸をするので，鼻だけで呼吸することを練習しているのかもしれません。

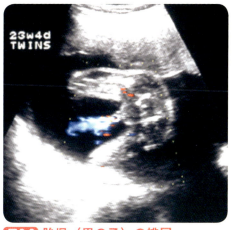

図9.8 胎児（男の子）の排尿

ペニスの先端から尿が飛び出しています。妊娠末期の胎児はおよそ1時間ごとに30〜50mLくらいの排尿をしています。尿はそのまま羊水になって，胎児の環境整備をしていると考えられます。

どう使う？

　超音波ドプラ法はこれまで述べたように血流速度の計測法として用いられますが，同時にカラーフローマッピングとしても用いられます。最近では後者として使用されることの方が多いように思います。第8章の図8.5（さい帯巻絡）や図8.7（穿通胎盤のパワードプラ所見）などがそうです。

　前章（第8章）の図8.5（さい帯巻絡）はカラードプラ法で描出したもので，プローブに向かってくる血流に赤，離れていく血流に青の色調を付けたものです。速い血流は明色，遅いのは暗色で表現されています。一方，第8章の図8.7（穿通胎盤のパワードプラ所見）は超音波パワードプラ法で描出したものであり，血流方向の情報を表示しない代わりにカラードプラ法では表示できない血流（たとえば超音波に対して垂直方向の血流）まで表示することができます。

　さらに，これらの検査は血流表示のみならず，胎児の呼吸様運動や排尿運動のように，血流以外でも胎児運動を描出できる場合があります。これらは，今後の研究によって胎児の機能検査として発展する可能性があります（図9.7 図9.8）。

問題 9
この胎児は何をしているのでしょう？

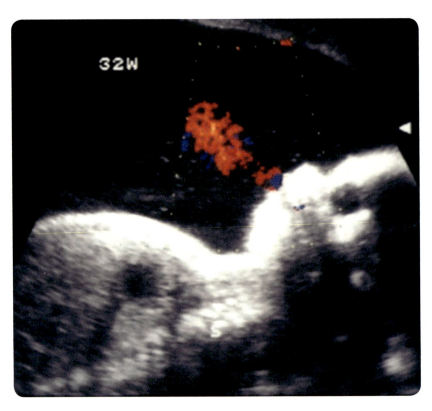

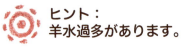 ヒント：
羊水過多があります。

➡ 解答と解説は 105 ページ！

第10章

胎児頭部
〜 Head 〜

　超音波検査が日本中で広く使われている一番の理由は，いつでも誰でも簡単に胎児が見られるからです．最初期の超音波断層装置にはつまみやボタンがたくさん付いていたので，「特殊な機械」という感じでした．母親のお腹をプローブでなぞると，真っ黒なブラウン管に白い円が現れ，消えていきました．それが私が最初に見た胎児の頭部でした．胎児の頭は，まわりの骨だけが映っていて，中身は中空で，その画像は数秒で消えました．もちろん動画ではありません．今と違って真っ暗な部屋で見ていたので，母親には気づかれなかったと思いますが，実はふるえるほどに感動していました．まさか胎児が，わずかな電光の瞬きとはいえ，「見える」とは思っていなかったからです．

　それ以来35年間，胎児を見続けているわけですが，どんなに見事な立体像やカラー画像を見ても，最初のあの丸い光に映っていた胎児頭部ほどには感動することはありません．今の若い医師たちが，たいした感動もなしに胎児の画像を見ていることを知って以来，自分はたいへん恵まれた医師として出発することができたと思っています．今の人にとって，胎児が「見られる」ことは，すでに当たり前のことになってしまっているのでしょうね．

　さて，前章までは超音波検査の総論として，基礎的な事項について学習しました．本章からは，いよいよ臨床の実際について学ぶことにしましょう．

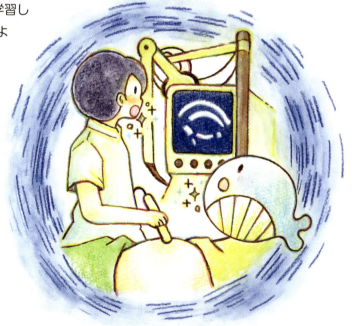

胎児頭部の外観

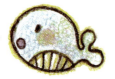

　頭部は，内部に脳があり，顔という外観もあります。ですから外観と内部所見は別に考える必要があります。

　まず外観ですが，胎児頭部を正中で縦断すると横顔を描出できます（図10.1）。また顔に接する断面では鼻と口が描出されます。しかし，最近では，胎児顔面については，3D超音波で表示されることが多くなりました（図10.2）。立体表示は客観的であり，とくに顔面についてはたいへん理解しやすい画像になりました。そのため，口唇裂などの顔面奇形は以前に比べてより早期に正しく診断され，高次施設に紹介される例が増加しているようです。一方で，医療者と一緒に画面を見ていた母親が，自分で自分の胎児の顔面異常に気がつくようになったという問題があります。はたして胎児の顔面の異常が早くみつかることにどんな良いことや悪いことがあるのか，今後の課題として考えておく必要があるでしょう。

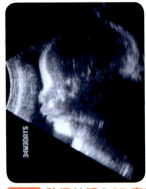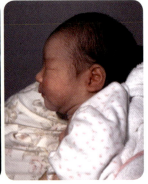

図10.1 胎児外観の2D表示
胎児頭部の縦断面で，横顔に相当する画像を得ることができます。

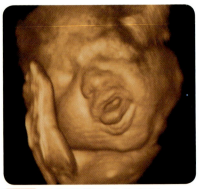

図10.2 胎児外観の立体表示
2D表示に比べて，3D表示は誰にでも理解されやすいでしょう。

胎児頭部の内部所見

　さて，臨床的には頭部は外観よりも内部所見が重要です。頭部は立体構造をしているので，その所見を把握するには，縦断，横断，冠状断の3方向の断面像が必要です。

　横断面の代表が児頭大横径（BPD）の断面ですが，これはほぼすべての胎児で描出可能な断面であり，多くの異常がこの断面で発見されます（図10.3）。縦断面や冠状断面が有用なこともあります（図10.4）。ただし，この2つの断面はすべての例で描出できるわけではありません。どうしても必要であれば，MRIを用いるとすべての断面が自由に描出できるので，超音波検査だけでは診断困難な例には有効です。

第10章 胎児頭部
~ Head ~

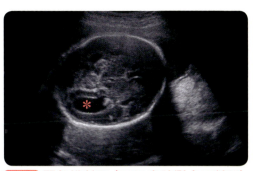

図10.3 頭部横断面（BPDを計測する断面）
大横径（BPD）を計測するための断面で，側脳室の後ろの部分（後角）がやや拡大しています（＊）。

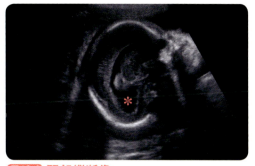

図10.4 頭部縦断像
図10.3と同じ胎児です。頭部縦断像で側脳室が描出されており，後角の拡大（＊）は横断像より明瞭に観察することができます。

BPDの断面から何がわかるか？

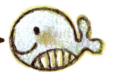

　では大横径（BPD）の断面から何がわかるか，考えてみましょう。まず大事なのは，その形です。話は少し変わりますが，超音波検査のような形態診断で最も大事なことは最初に画像を見たときの印象です。何かいつもと違っている，と感じるかどうかで，その後にさらに検査を追加するか否かが決まります。こういうと経験がものを言いそうですが，ある程度はその通りで，大横径の断面はいつも見ているからこそ，何か変わったことがあると気付きやすいのです。たとえば，大横径の断面がいつもより丸い（前後径が短い），あるいはレモン（図10.5）やイチゴやおにぎり（図10.6）に似ている，と感じたら，さらに検査を追加する必要があります。

　それから内部所見として，側脳室や第3脳室の所見が大事です。側脳室が明らかに拡大しているような水頭症は誰でも気付きますが，側脳室や第3脳室の中等度の拡大には水頭症以外にも多くの種類の異常（脳梁形成不全，二分脊椎，染色体異常，TORCHなどの感染症，あらゆる原因の脳萎縮など）が隠れていることがあります（図10.3，図10.4）。

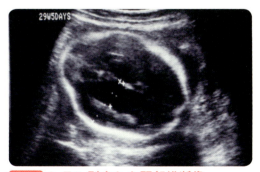

図10.5 レモン型をした頭部横断像
レモンサインといいます。このような形の頭部横断像が認められたときは，二分脊椎を想定して検索をします。

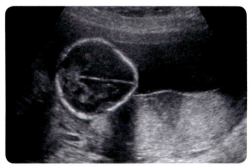

図10.6 イチゴあるいはおむすび状の頭部横断像
ストロベリーサインともいいます。頭部横断像で前後径が短く，イチゴやおむすびのようにも見えます。18トリソミーが疑われる所見です。

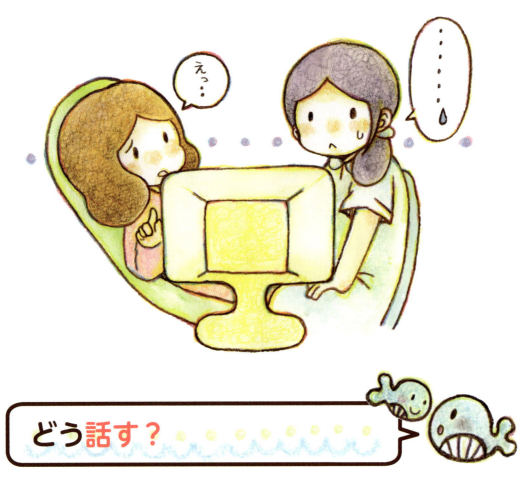

どう話す？

　超音波検査は何のためにするのか，考えたことがありますか。「胎児が元気なことを確認するため」「胎児の大きさとかたちが正常であることを知るため」そんなところでしょうか。胎児の大部分は正常かほぼ正常なので，それで良いと思うのですが，では思いがけず胎児に異常をみつけたときは，どう話せばよいのでしょう。超音波検査を何十年もやっていますが，この質問に答えるのはたいへん難しいと思います。

　立体表示の超音波検査が広まって，母親に胎児の表情を見せると声をあげて喜んでくれます。次々と母親に胎児を見せているうちに，おやっ！これは口唇裂ではないか？と思うことがあったとします。さあ，あなたは母親に（あるいは父親にも）何と話しますか？「まさか口唇裂がみつかるとは思いませんでした」「口唇裂なんか大丈夫，きれいに治ります」これでは無責任ですね。こういう説明しかできないなら，最初から胎児の顔を見せなければよかったのです。

　検査をする以上は，その結果を説明する義務も生じてきます。その責任は検査をするあなたにあるのです。どう話すか，それはひとりひとり違っていていいのですが，逃げ出すわけにはいかない覚悟は決めておきましょう。

第10章 胎児頭部
~ Head ~

表10.1 スクリーニング検査と精密検査

	スクリーニング検査	精密検査
対象	全妊婦	ハイリスク妊婦
目的	ハイリスク群の選別	確定診断
方法	超音波検査,母体年齢,母体血清マーカー	超音波検査,MRI,羊水穿刺,絨毛採取,さい帯穿刺
必要条件	陽性者には精密検査を施行できること	妊婦が検査の必要性を認識していること
危険性	ほとんどなし	可能性あり
施行施設	一次病院	高次病院

どう使う？

　超音波検査を含めた出生前診断には，スクリーニング検査と精密検査があります。スクリーニング検査はすべての胎児を対象にした検査で，一次施設で行われます。ハイリスクの胎児を選び出すことが目的です。ハイリスク胎児とは，胎児形態異常のスクリーニング検査であれば，どこかに異常が認められた胎児や，確実に異常かどうか判定できないが何かどこか気になるような胎児のことをいいます。胎児形態異常の精密検査は，高次施設において超音波専門医や臨床遺伝専門医などによって行われ，胎児異常の有無と診断を確定します。欧米では，このような二段階の出生前診断が当たり前のこととして行われています。この方式の利点は，検査に基づく義務と責任の所在が明らかなことで，スクリーニング検査を行う一次施設には，ハイリスク胎児を選別して高次施設へ紹介する義務がある一方，最終診断に対する責任はありません（表10.1）。

　たとえば図10.3，図10.4の例についてはスクリーニング検査で側脳室の拡大に気づいたら，高次施設で脳室拡大の原因となるような疾患についてさまざまな精密検査を行います。この例はサイトメガロウイルス感染症でした。図10.5であれば，レモンサインに気づくまでがスクリーニング検査であり，高次施設では専門医による超音波検査やMRIで二分脊椎についての精密検査を行います（この例は二分脊椎でした）。図10.6はスクリーニング検査を担当する医師や助産師やスクリーナーが頭の形に違和感を感じて高次検査へ回すと，そこでは超音波精密検査で頭部以外の異常をチェックし，さらに染色体検査を行って診断を確定します（この例は18トリソミーでした）。

　このように超音波検査はスクリーニング検査としても精密検査としても使用されることに注意が必要です。

問題 10

大横径（BPD）の断面において，プローブに近い側の内部構造が，遠い方より描出されにくい現象が比較的頻繁に見られます。
その場合，遠い側の脳半球は強調して描出されるため，そちら側の脳室拡大を疑われることがあります。
この現象の原因は何でしょう？

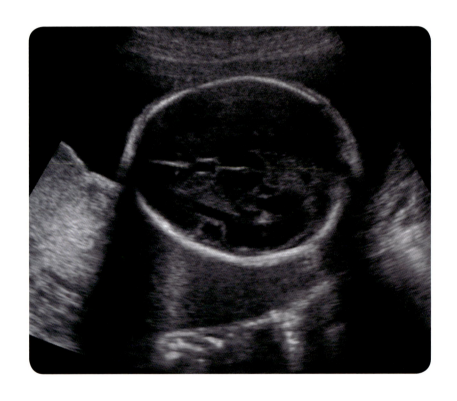

➡ 解答と解説は 105 ページ！

第11章
胎児胸部
〜 Thorax 〜

　最初期の超音波検査は，胎児のある一瞬を描出するものでした。それでも胎児の大きさと形を見ることができました。1980年代に電子スキャンが登場すると，動いている胎児を見ることができるようになりました。この静止画から動画への進歩は，現在の状況に当てはめてみると，ちょうど二次元表示から三次元表示への進歩に相当するほどの驚きでした。電子スキャンの登場以降，私たちは胎児の大きさと形に加えて，動きを知ることになりました。このことは，まったく新しい知見をもたらしました。胎児の心臓を評価できるようになったのです。

　最初期の超音波装置は操作が複雑で高価でもありましたから，一部の高次医療機関にのみ置いてありました。1980年頃から大学病院や総合病院の産婦人科でも電子スキャンを見かけるようになりました。電子スキャンは誰でも操作可能であり，画像もきれいで理解しやすく，価格もそれなりのものになったことから，その後，数年のうちに一般の産婦人科に広まっていきました。「動かない胎児」→「動く胎児」→「三次元の胎児」という具合に超音波の胎児像は進化していったといえます。

　さて，本章は電子スキャンによってはじめて評価できるようになった胎児心臓の所見および心臓以外の胸部に生じる疾患について解説しましょう。

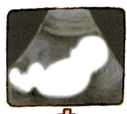

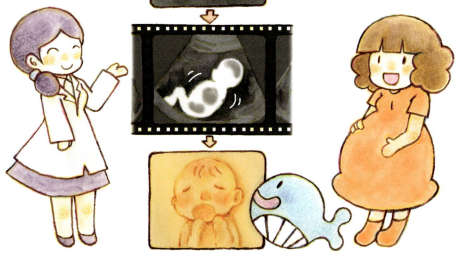

胎児心臓とその評価法

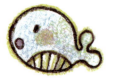

①四腔断面

　胸部は心臓とそれ以外の部分に分けて評価します。胎児の心臓を評価する基本断面は四腔断面です。まず胎児の縦断像で心臓を画面の中央に配置し，プローブを90°回転させると，胎児心臓の横断像が得られます。そこでプローブを微妙に振って，きれいな四腔断面を描出します。胎児の脊椎で心臓が見えにくいときは，プローブを母親のお腹の上をすべらせて，心臓が見えやすい場所へ移動します。最初は難しいかもしれませんが，何度か練習すればできるようになります（どう使う？の項を参照してください，73ページ）。

　正常な心臓の四腔断面は，脊椎の向かい側に胸郭の1/3くらいの大きさで存在し，右室と左室および右房と左房はそれぞれ同じような大きさをしています。心室中隔は完全に閉じていますが，心房は中央部分（卵円孔）が開いており，その弁は左房で動いています。

　以上が四腔断面の標準的な見方です（図11.1　図11.2）。心房中隔欠損や心室中隔欠損，房室中隔欠損，エプスタイン奇形，左心低形成などが四腔断面からみつかります（図11.3）。四腔断面でMモード法を応用すると不整脈の診断ができます（図11.4）。

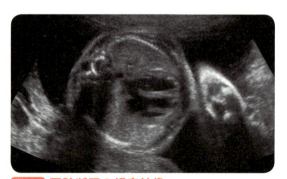

図11.1　四腔断面の超音波像

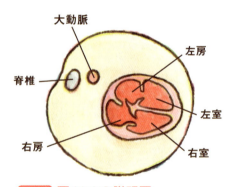

図11.2　図11.1の説明図

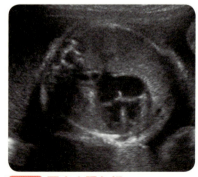

図11.3　房室中隔欠損
心房中隔欠損と心室中隔欠損の両方が存在します。

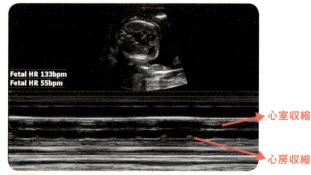

図11.4　完全房室ブロック
心房が毎分133回収縮する間に，心室は55回収縮しています。心房と心室は無関係に収縮しています。

第 11 章 胎児胸部
~ Thorax ~

②流出路

　四腔断面を検索したら，次はプローブを平行に胎児の頭部の方向へ少しずつ移動させます。すると，まず左室から大動脈が，ついで右室から肺動脈が出ていることがわかります。そして両者はそれぞれ交差しています。大動脈は大動脈弓に連続し頸動脈を分岐しますし，肺動脈は左右の肺動脈に分かれることから確認することができます。大動脈と肺動脈が交差せずに平行に走っていれば大血管転位症，大動脈が心室中隔に騎上していればファロー四徴症，大動脈と肺動脈がいずれも右室から出ていれば両大血管右室起始症などが疑われることになります。四腔断面で大きな中隔欠損を認めたときは，とくに流出路の異常に注意が必要です。

心臓以外の胸部疾患

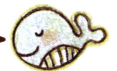

　心臓の次に大事な胸部の臓器は肺ですが，胎児は子宮の中で私たちのような呼吸は行っていません。しかしカラードプラ法で観察すると，胎児は鼻から羊水を出し入れしています。これを胎児呼吸様運動と呼びますが，出生後の呼吸に備えて呼吸筋や横隔膜の鍛錬をしていることが考えられます（図11.5）。動物の胎仔で呼吸様運動を停止させると肺の発育は障害され，肺低形成で出生後に死亡してしまいます。

　子宮の中で起こる肺の病気で最もおそろしいのは，この肺低形成です。長期間破水が続いたり，ポッター症候群のようにもともと羊水がないような疾患，あるいは横隔膜ヘルニアや胸水のような胸郭内占拠病変や肺の腫瘍性病変などで肺低形成を生じることがあります（図11.6）。肺低形成の有無は，胸郭の大きさで評価したり，肺そのものの大きさをMRIなどで計測して評価したりしますが，実際は出生前に確実にみつけることは必ずしも容易ではないと考えておく方がよいでしょう。

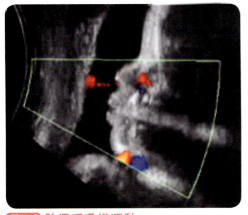

図11.5 胎児呼吸様運動
胎児は鼻から羊水の出し入れをしています。カラードプラ法で観察できます。

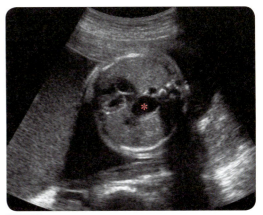

図11.6 横隔膜ヘルニア
胸郭内に四腔断面とともに，胃（＊）が認められます。

どう話す？

　胎児に横隔膜ヘルニアがみつかったとします。超音波検査で胸郭内に胃や腸が認められ，MRIを撮ると片方の肺は小さく縮んでいます（図11.7）。染色体検査を勧めましたが，希望されずに行っていません。さて，あなたは胎児の生後の状態について両親にどのような説明をしますか？

① 残念ですが，赤ちゃんの肺は低形成をきたしているようです。染色体異常の可能性もありますし，生まれた後に呼吸をできない可能性があります。ある程度，覚悟をされておいた方がよろしいかと思います。

② この赤ちゃんが産まれた後で普通に呼吸をすることはかなり困難だと思います。呼吸ができても脳障害が残ることも考えられます。しかし，ともかく生後に手術をして生きていけることに期待しましょう。

③ いろいろな検査では，赤ちゃんの肺の状態は正常とはいえない状態です。しかし，生まれてからのことは，生まれてみてはじめてわかることも多いのです。諦めないで，この後も大事にみていきましょう。

④ 人は千差万別で，そのことは胎児でも同じことです。事故が起こることも病気になることもあるでしょう。あなたの赤ちゃんには肺の病気がありますが，そのことも含めて普通にみていきましょう。

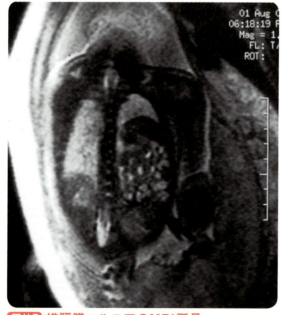

図11.7　横隔膜ヘルニアのMRI所見
MRI（T2強調画像）であり，左の胸郭内に胃と腸管が陥入して，肺を圧迫しています。右肺はほぼ正常。

　医師が違えば説明が違うように，人が違えば感じ方も違うものです。上記のどの説明も間違ってはいません。医師と母親（あるいは父親）の組み合わせによっては，いろいろな説明があり得ることを知ってください。

　まずは正しい情報を提供することです。しかし，どこまで詳細に話すかについては，一方的な説明にならないよう，相手の理解を確かめ納得を得るような姿勢が大事でしょう。

第 11 章 胎児胸部
~ Thorax ~

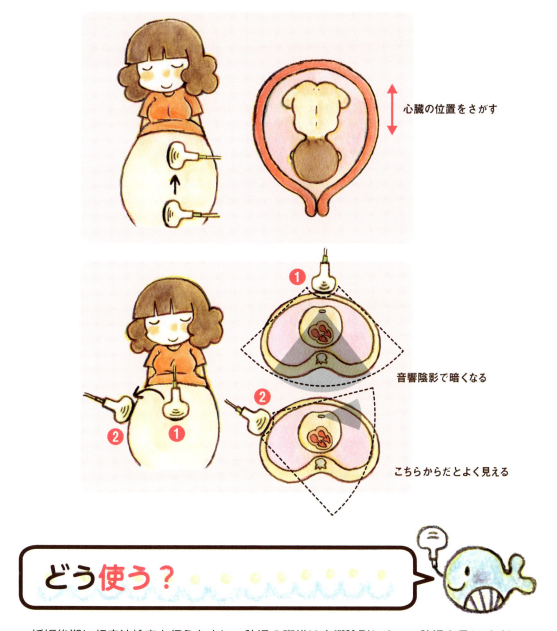

心臓の位置をさがす

音響陰影で暗くなる

こちらからだとよく見える

どう使う？

　妊娠後期に超音波検査を行うときに，胎児の脊椎は音響陰影によって胎児を見にくくします。そのことは胎児胸部に限ったことではないのですが，やはり胎児心臓を観察するときに，最も問題になるようです。今回は，そのようなときにどうすれば胎児の心臓が見やすくなるか，というコツについて説明しましょう。

　まず胎児を縦に切った像を出して，心臓を画面中央に置きます。そこでプローブを 90°回転させると，四腔断面に近い像が描出できます。胎児の背中が邪魔になるときは，プローブを母親のお腹の側方にすべらせて，できるだけ超音波を胎児のお腹側から当てるようにすると心臓をうまく見ることができるはずです。この方法は，心臓以外にもいろいろな部位を見るときに役立ちます。

問題 11

左は胎児の横断像，右はその説明図です。
＊の部分が拡大していますが，その原因について考えてください。

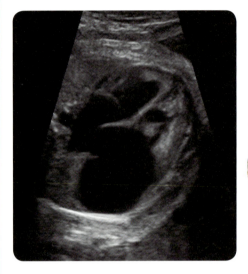
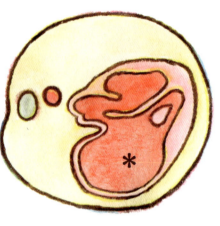

ヒント：
拡大しているのは，
右房でしょうか？左房でしょうか？

➡ 解答と解説は 106 ページ！

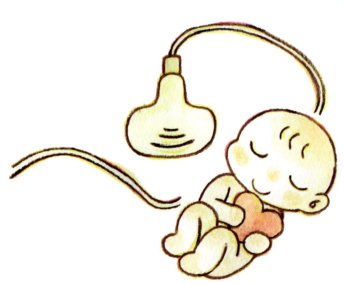

第12章
胎児腹部（腸管）
〜 Intestine 〜

　今では産科診療において超音波検査は必要不可欠であり，そのことは産科に関係する医師や助産師のみならず，他科の医師であっても知っていることです。しかし超音波検査が行われ始めた頃は，必ずしも今と同じような状況ではありませんでした。超音波の機器はまだ大学病院のような高次施設にあるだけで，産科の先生たちの中にさえ，超音波検査の有用性を十分に理解していない人がありました。ましてや胎児とは距離のある他科の先生方が超音波検査の威力に対して懐疑的であったとしても責められないような時期があったのです。

　今から35年ほど前，私が研修医だった頃の話です。大学の産婦人科で最初に購入した電子スキャンで，はじめて胎児異常の出生前診断を経験しました。先天性横隔膜ヘルニアの症例でした。胎児胸部の横断像で胸郭内に黒い影があり心臓が偏位していました。私は先輩にどうすればよいか相談しました。先輩は，産まれてすぐに手術が必要になるかも知れないから，小児外科に話をするようにと言われました。そこで超音波の画面をポラロイドで写し，小児外科の先生に見せるため持参しました。しかし先生は写真を見ることもせず，「産まれて，本当に横隔膜ヘルニアだったら，そのときにもう一度来てください」と半分笑いながら言いました。産まれた子はやはり横隔膜ヘルニアでした。

　2番目に出生前診断を経験したのは，胎児十二指腸閉鎖の赤ちゃんでした。このときはまっすぐ外科の教授に相談にいきました。小児外科の先生では心許ないと思ったからです。｢ダブルバブルのある胎児です。おそらく十二指腸閉鎖だと思います｣私がそう説明すると，教授はこう言いました。「わかりました。産まれる前にもう一度連絡してください。手術の準備をしておきます。それにしても，子宮の中でもダブルバブルができますか。空気はないでしょうに」私は教授の言葉に安堵するとともに，バブル（泡）という言葉に対する教授の反応に苦笑いしました。今では当たり前になった超音波検査による出生前診断も，はじめの頃はいろいろな無理解や誤解がありました。それも今では懐かしい思い出です。

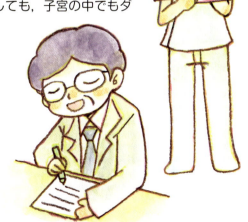

腸管の閉鎖・閉塞

①胃と十二指腸

　腹部には多くの臓器があるので，丁寧な観察が必要です。観察断面としては，**腹囲（AC）を計測する断面，さい帯付着部を通る断面，両側腎臓を通る断面**の3つが大事です。腹囲の断面には，胃，肝臓，脾臓，副腎などが含まれます。この断面で最も多くみつかる胎児異常は**十二指腸閉鎖**でしょう。胃と連続する嚢胞があり，胃と嚢胞（実は拡張した十二指腸）の間は内容物が互いに行き来しています（図12.1，図12.2）。このことは，胃と十二指腸の大きさが刻々と変化することから推測できます。十二指腸閉鎖の多くは羊水過多を伴います。

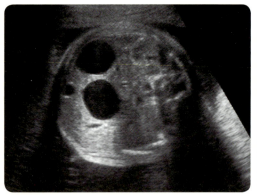

図12.1 胃および嚢胞像
腹部横断像に胃と別に嚢胞が見られます。

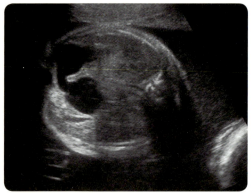

図12.2 十二指腸閉鎖
図12.1の嚢胞は胃と連続していることから，十二指腸であることが判明しました。このように嚢胞の連続性を証明することから十二指腸閉鎖が確定診断されます。

②小腸・大腸

　小腸の閉鎖があった場合，閉鎖部位によって超音波所見は違いますが，多数の嚢胞像があり，それが動いていれば**蠕動**であり，小腸の閉鎖であることがわかります（図12.3）。同じような嚢胞像は多発性腎嚢胞でも認められますが，この場合，蠕動のないことがひとつの鑑別点になります（図12.4）。ヒルシュスプルング病のように下部消化管の機能的閉塞があると，小さい多くの嚢胞像が出現します。羊水過多は，上部消化管の閉鎖ほど伴いやすく，下部消化管閉鎖（たとえば鎖肛）では羊水過多は伴わないか，むしろ羊水過少のこともあります。

第12章 胎児腹部（腸管）
~ Intestine ~

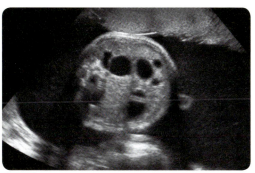

図12.3 小腸閉鎖
多数の嚢胞が認められ，動画であれば蠕動が認められます。羊水過多も存在します。

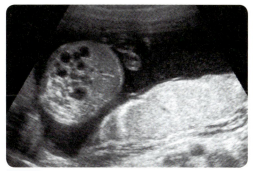

図12.4 多発性腎嚢胞
図12.3と同じように多数の嚢胞が認められますが，嚢胞が片側に偏っていること，また蠕動が認められないことから腸管由来の嚢胞は否定され，腎由来のものと考えられました。

腸管の脱出

　腸管は横隔膜から胸郭内へ，あるいはさい帯付着部付近から腹腔外へ脱出することがあります。前者は横隔膜ヘルニアで，後者はさい帯ヘルニアないし腹壁破裂です。横隔膜ヘルニアは胃や腸管，肝臓や脾臓などが横隔膜の欠損部を通って，胸郭へ脱出します。胃が胸腔内へ脱出すると，腹囲の計測断面に胃が認められず，胸郭内に胃による嚢胞像が出現します（図12.5）。一方，嚢胞に包まれてさい帯内に脱出するのはさい帯ヘルニアであり，さい帯付着部の右側に切れ目があり，そこから腸管が羊膜腔に脱出しているのが腹壁破裂です。これらはさい帯付着部を通る断面で診断することができます。さい帯ヘルニアは染色体異常や合併奇形を伴いやすく，腹壁破裂は単独の異常である場合が多いようです（図12.6）。

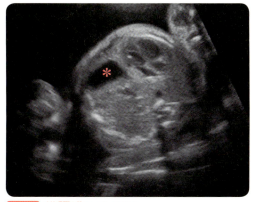

図12.5 横隔膜ヘルニア
心臓を見る断面において胃（＊）が描出されています。

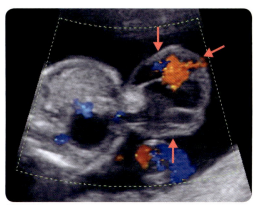

図12.6 さい帯ヘルニア
さい帯付着部を通る断面において，さい帯に腸を入れた嚢胞が認められます（→）。

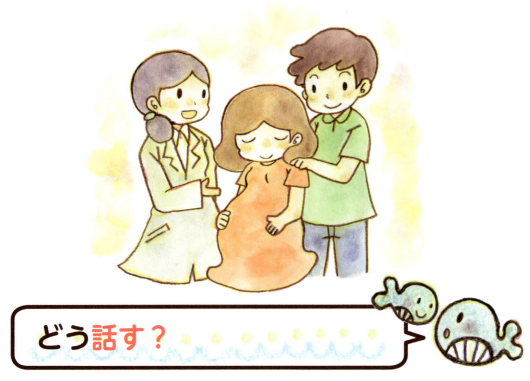

どう話す？

　胎児に異常がみつかったとして，別の部位に合併奇形があったり，染色体異常を合併していたりすると，生命予後に関わってきます。では，何らかの胎児異常がみつかったら，どうしたらよいのでしょう。

　たとえば，染色体異常の有無は羊水染色体検査を行えば確定診断することができます。医療者としては，両親のためにも，胎児自身のためにも染色体異常の有無を明らかにすることが適切であるように思えます。しかしだからといって，両親の許諾なしに染色体検査を行ってよいのでしょうか。最近では，インフォームド・コンセントという考えが広まったので，両親の同意なしに検査を行うことは許されないと考える医療者が多いことでしょう。しかし，もう一度考えてみてください。両親の許諾なしに染色体検査をしてはならないならば，超音波検査で胎児異常を診断するときに両親の許諾は得ていたのでしょうか。

　インフォームド・コンセントということがやかましく言われる前は，医療者は患者を自分の家族として考えていました。そして父親ならこうするであろうということを父親に代わって行いました。医聖ヒポクラテスもそれを勧めていました。その考えは，今ではパターナリズムとして排除される傾向にあります。では，どうすればよいのでしょう。医療としてあり得る選択をすべて示して，両親に選択させる，という答えが正解でしょうか。私は，そうは思いません。医療者は両親に寄り添いながらも，専門知識の乏しい父親や母親に代わって，胎児にとって最善の方法は何なのかを十二分に説明する義務があると思います。最近，ナラティブ・ベイスト・メディスンということが言われます。真摯な会話によって得られたものを医療の基盤とする，そういう考えでしょう。医師を父親に，助産師を母親に，そして患者を子どもたちに擬するという考えは，場合によっては必ずしも間違いとはいえないのではないか。私はそう思います。

第12章 胎児腹部（腸管）
～ Intestine ～

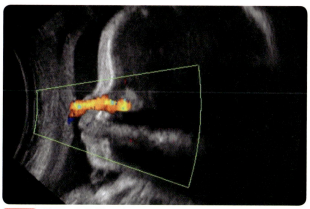

図12.7 胎児呼吸様運動
鼻腔内を流れる羊水が黄色に描出されています。

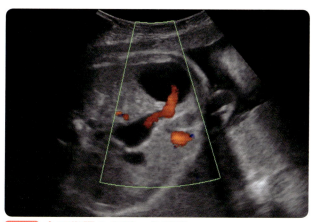

図12.8 十二指腸から胃への逆流
十二指腸閉鎖では，拡張した胃と十二指腸の間を液体が行き来しています。

どう使う？

　今回は，**超音波カラードプラ法**の応用について説明します。通常，カラードプラ法は血流の有無を見ることに用います。そして，表示された色調から血流方向や速度もある程度推定できます。しかし，カラードプラ法は，血液以外で，何らかの流体が動いていることを描出するためにも用いることがあります。胎児呼吸様運動をしている胎児の鼻孔あたりをカラードプラ法で観察すると，鼻から羊水を吹き出したり吸ったりしていることが観察できます（図12.7）。排尿もリアルに見ることができますし，上部消化管閉鎖の胎児では嘔吐しているのが観察されます。十二指腸閉鎖の胎児で，胃と十二指腸の間をカラードプラ法で観察すると，胃と十二指腸の間を液体（胃液）が行ったり来たりしている所見が観察されるはずです（図12.8）。これは胎児の消化管機能を観察していることになります。その他にも，いろいろな応用が期待されます。今後の進歩が楽しみです。

問題 12

腹囲（AC）を計測する断面です。
?の部位にある臓器は何でしょう。

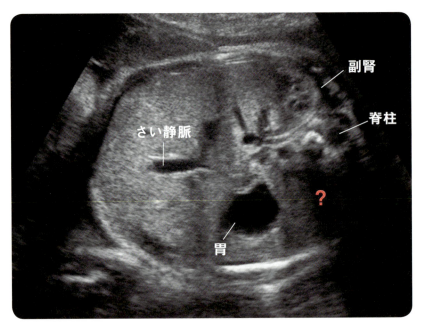

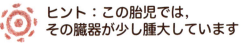 ヒント：この胎児では，
その臓器が少し腫大しています

➡ 解答と解説は 106 ページ！

第13章
胎児腹部（腸管以外）
～ Abdomen ～

　成人の検査を考えてみましょう。たとえば身長と体重，あるいは血液検査，尿検査や心電図。これら成人で可能な検査のうち，胎児についてはどの程度判断できるでしょうか。

　超音波検査が登場する前の時代を考えてみましょう。子宮底と母親の腹囲から胎児の大きさを推定していましたが，心機能や腎機能，肺機能や血液所見などは知るべくもありませんでした。聴診器（トラウベ）が使われるようになって，妊娠後期の胎児については「生きている」ことが確認できるようになりましたが，それ以前は，胎動を触れる以外に胎児からの情報はほとんどなかったように思います。

　私が医師になった頃は，トラウベがまだ使われており，超音波検査は特殊な検査でした。そして妊婦健診は研修医の仕事でした。母親の腹囲と子宮底を計測し，胎児心音があること（つまり生きていること）を確認したら，あとはすべて助産師さんの仕事（血圧，検尿，妊婦さんとの対応など）でした。その後，超音波検査がまたたく間に産科の臨床で使われるようになると，妊婦健診は次第に上級の先生が担当するようになりました。

　今ではどうでしょう。超音波検査による胎児計測で胎児の体重が推定され，胎児の心機能や腎機能なども推測できるようになりました。さい帯穿刺をすれば胎児の血液所見も知ることができます。新しい胎児検査法は次々に研究されています。胎児心拍数の連続モニター（NST）も必要な検査になりました。妊婦健診でそのような胎児検査をすべて行っていては，時間はいくらあっても足りません。今や胎児の検査は「何をするか」ではなく，「何をしないか」が重要な時代になりつつあるのかもしれません。

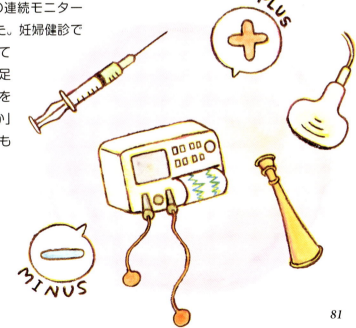

腎・泌尿器の疾患

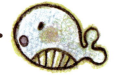

①腎盂の拡張，水腎症

　胎児腹部の異常として，消化器疾患の次に多いのは腎・泌尿器の疾患です。腎臓を見るときは，プローブを胎児脊柱の真上にくるように移動させます（図13.1）。そして，腎臓の横断面および縦断面を観察します。

　横断像では，両側の腎臓を同時に観察することができます（図13.2）。この断面では，しばしば腎盂拡張がみられます。拡張の程度は下部尿路の狭窄の程度によってさまざまですが，拡張した腎盂の前後径が20mm以上の場合，出生後に治療を必要とする場合があります。治療を必要とするほどに腎盂が拡張した例は，水腎症に分類するのがよろしいでしょう。

　下部尿路狭窄が腎盂尿管移行部であれば腎盂のみの拡張がみられます。同様に，尿管膀胱移行部の狭窄では腎盂および尿管，尿道の狭窄であれば腎盂，尿管および膀胱の拡張が認められます。

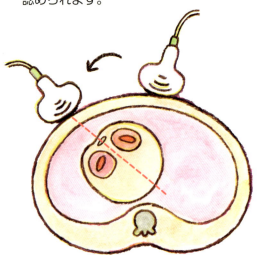

図13.1 胎児腎臓のスクリーニング法
胎児の腎臓を見るときは，プローブが脊柱の真上にくるように移動させます。

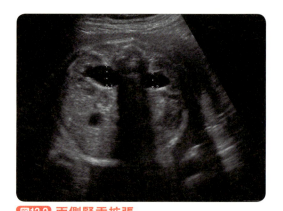

図13.2 両側腎盂拡張
左右の腎盂が拡張しています。拡張した腎盂の前後径はいずれも20mm未満であり，生後に自然軽快すると考えられます。

②腎の囊胞性疾患

　腎臓の疾患として，しばしば多発性腎囊胞が認められます（図13.3 図13.4）。多くは一側性ですが，両側性であれば致死性です。小腸閉鎖でも似たような超音波所見を呈しますが，蠕動があることから区別可能です。また幼児型多囊胞腎は腎が腫大して充実性に描出されますが，尿産生ができず致死性です。遺伝性であることに注意が必要です。両側腎無形成（ポッター症候群）と同じく，無羊水症をきたします。

第 13 章 胎児腹部（腸管以外）
~ Abdomen ~

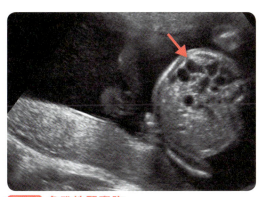

図13.3 多発性腎嚢胞
一側性の多発性腎嚢胞です。小さい嚢胞がたくさん認められます（→）。動画で見ると，蠕動はありませんでした。

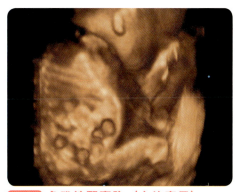

図13.4 多発性腎嚢胞（立体表示）
図13.3と同じ例です。3D超音波検査を行うと，多数の嚢胞が集まっている所見が明瞭です。

その他の腹部所見

　胎児の卵巣嚢胞は，ときに妊娠後期の女児にみられます（図13.5）。自然退縮するものもありますが，茎捻転をきたすと，内部が充実性に変化します。ほとんどが貯留嚢胞で，真性腫瘍はごくまれです。

　腹水はしばしば認められる所見ですが，原因はさまざまで，その鑑別は重要です。胎児水腫に伴うもの，感染症によるもの，乳糜腹水などがあります（図13.6）。

　胎児腫瘍はまれですが，副腎の神経芽細胞腫，仙尾骨部奇形腫，中胚葉腎腫は発生頻度が比較的高いとされています。副腎には神経芽細胞腫の他，副腎出血を認めることがあります。両者の鑑別は大事ですが，容易ではありません。神経芽細胞腫は胎児期に発見しておくと，出生後早期に手術療法ができて，予後の改善につながります。

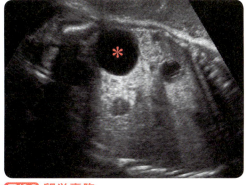

図13.5 卵巣嚢胞
女児の下腹部に，左右どちらかに偏って存在する嚢胞像がみられたときは卵巣嚢胞を疑います（*）。妊娠中あるいは出生後に縮小する例もあります。

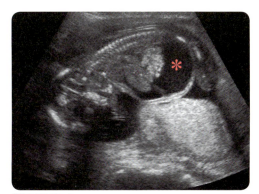

図13.6 腹水
腹水が認められた場合，その原因を検索する必要があります（*）。場合によっては，腹水を穿刺して性状を調べます。

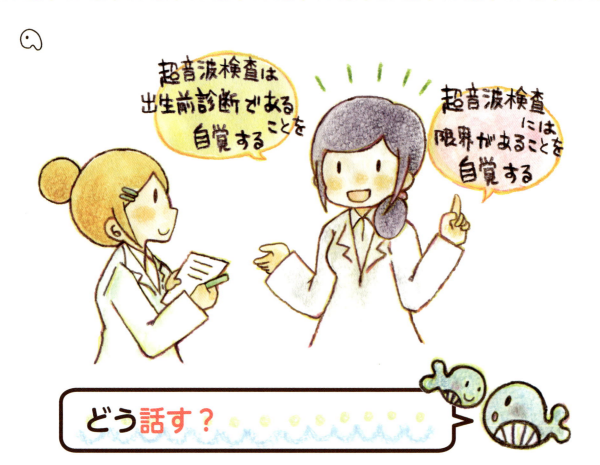

どう話す？

　出生前診断のことがマスコミを賑わせています。胎児の染色体異常の有無を母体血で知ることができる，というので騒いでいるのです。ちょっと待ってください。超音波検査が妊婦健診で使用されるようになった頃，なぜ今のような騒ぎがなかったのでしょう。

　超音波検査が現れるまで，子宮は見ることのできない「密室」でした。超音波検査がなかった頃，胎児異常は生まれた後にはじめてわかりました。胎児には一定の割合で必ず異常が発生します。ですから，超音波検査をすべての妊婦さんに施行すれば，必ず一定の割合で形態異常児がみつかります。私が言いたいことは，つまり超音波検査をするということは，最初から出生前診断をすることだったわけです。

　一方で，超音波検査機器の優劣や，超音波検査を行う者の巧拙などは別にしても，超音波検査による胎児診断には限界があります。まず形態異常の診断にはきわめて有効ですが，機能異常の診断には不向きです。たとえば，形態異常を伴っていないダウン症候群を超音波検査で出生前診断することは不可能に近いでしょう。

　もうひとつの超音波検査の限界は，形態異常を診断できたとしても，その原因を診断することはできないということです。たとえば，超音波検査で胎児の十二指腸閉鎖がみつかったとしても，その原因が染色体異常なのか，そうでないのか，については羊水などによる染色体分析を行わないかぎりわからないことなのです。

　超音波検査をすることは，すなわち出生前診断をしていることである，そしてその診断には限界がある，そういう自覚を持って母親や父親への説明をすることが大事だろうと思います。

第13章 胎児腹部（腸管以外）
~ Abdomen ~

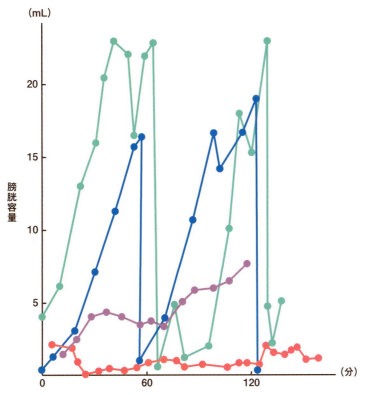

図13.7 発育不全胎児の腎機能
4例の発育不全胎児について，尿産生の推移をみたグラフです。
胎児はおよそ1時間に1回排尿します。
新生児仮死のあった2例（●，●）の尿産生はきわめて低下しており，排尿は認められませんでした。
一過性低酸素性腎不全の状態が考えられます。

「どう話す？」の項で，超音波検査は形態異常の診断は得意であるが，基本的に機能異常の診断には向いていないと申し上げました。それはそうなのですが，一方で，さまざまな研究の蓄積により，次第に胎児機能の評価法が確立されてきました。その結果，胎児心機能，腎機能，呼吸機能などの評価法として，超音波検査が用いられるようになっています。今回は，超音波検査を用いた胎児腎機能の評価法について述べます。

胎児膀胱の縦 a，横 b および高さ c を計測すると，その時点の膀胱容量は $\pi/6 \times a \times b \times c$ です。この値を連続的に測定してグラフ上にプロットすると，胎児の蓄尿—排尿サイクルが得られます。

発育不全の胎児で時間あたりの尿産生量を比較してみると，乏尿の胎児は，出生後の腎機能に異常が認められていました（図13.7）。このような尿量の減少が予後の不良な発育不全児でみられる羊水過少の原因と考えられます。

問題 13

腎臓の頭方にある嚢胞像は，ある臓器の出血による所見です。
ある臓器とは何でしょう。

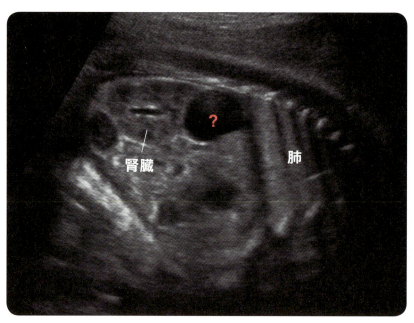

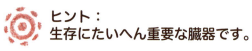
ヒント：
生存にたいへん重要な臓器です。

➡ 解答と解説は 107 ページ！

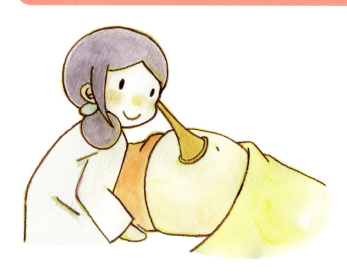

第14章
胎児脊椎および骨格・四肢
～ Skeleton ～

　超音波検査には3つの原則があります。①超音波は水中を通りやすく直進する。②水中での超音波の速度は毎分1,500メートルである。③超音波は異なる物質の境界で反射ないし透過する。以上の3原則です。

　ところが現実には，この通りの状況で検査できることはむしろ少なく，そのために超音波の画面にはさまざまな人工物（アーチファクト）が出現します。母親や家族が超音波検査の画面を見るときは，私たちには当然と思われるようなアーチファクトを理解できずに誤解を生じることがあります。やせている母親の胎児はくっきりと映るのに，腹壁の厚い母親では超音波の画像が不明瞭なのも，超音波が脂肪を通過しにくいことからくる一種のアーチファクトです。「わたしの胎児はどうしていつも映りが悪いの！」と太ったお母さんに文句を言われた経験はありませんか。そう言われても，「だってあなたが……」と説明できないところがつらいですよね。ともかくアーチファクトには注意しましょう。

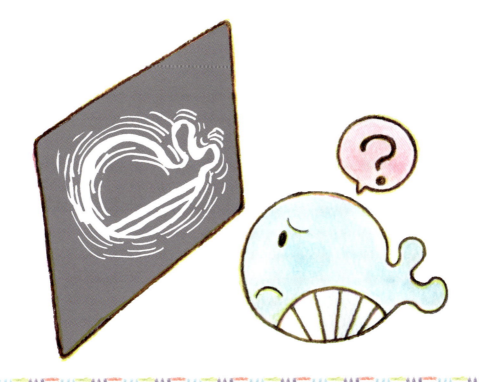

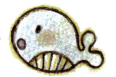

胎児脊椎の所見

　脊椎を観察する際に大事なことは二分脊椎を見逃さないことです。二分脊椎には，腫瘤を形成する囊胞性二分脊椎と腫瘤のない開放性二分脊椎などがあります。前者は囊胞の存在から比較的みつかりやすいのですが，囊胞のない二分脊椎は皮膚の欠損や脊柱の変形などから診断しなければなりません（図14.1　図14.2）。ところで二分脊椎は，妊娠中期に中等度の脳室拡大やレモンサイン（図14.3）を呈します。ですから，妊娠中期に胎児頭部を観察する際にこれらの所見を見逃さないことが大事です。病変部位の立体表示は，局所の所見をより客観的に観察できるので，両親に説明する際に利用できるでしょう（図14.4）。二分脊椎と鑑別すべき疾患に仙尾骨部奇形腫があります。

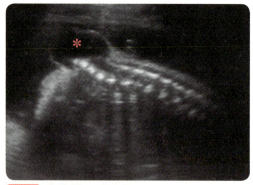

図14.1　囊胞性二分脊椎
胎児の背中の縦断像です。脊椎から連続するように囊胞（＊）が認められます。腰仙部の髄膜脊髄瘤です。

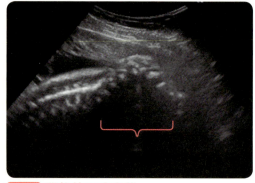

図14.2　開放性二分脊椎
腰仙部の二分脊椎で，脊柱の変形および同部位の皮膚欠損が認められます。

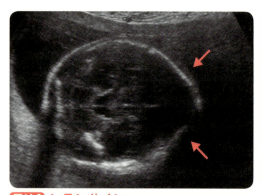

図14.3　レモンサイン
頭部横断像で，前頭部が少し凹んでいます（→）。全体がレモンのように見えるのでレモンサインと呼んでいます。二分脊椎で妊娠中期に認められます。

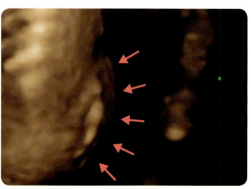

図14.4　二分脊椎の3D超音波像
図14.2と同じ胎児です。脊椎の披裂と変形が立体像として鮮明に描出されています（→）。

第14章 胎児脊椎および骨格・四肢
~ Skeleton ~

胎児骨格・四肢の所見

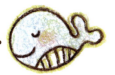

　四肢の異常はきわめて多彩で，系統的な診断は簡単ではありません．骨格の形態異常に伴うものと単独で出現するものとに分類できます．極端な四肢の短縮や弯曲などは比較的みつかりやすいのですが，多指や程度の軽い四肢異常などが単独で存在する場合は見逃されることが多いようです．四肢短縮症において，より重要なのは骨格の所見です．頭部に比べて胸郭が目立って小さい胎児には，肺低形成のために呼吸の難しい胎児が存在するからです（図14.5）．胎児の全体像（プロポーション）の評価に3D超音波が有用なこともあります（図14.6）．四肢短縮症の中には，胎児期の発育はほぼ正常で出生後にはじめて四肢の発育が鈍化する例もあるので，すべての例が出生前に診断できるわけではありません．これは四肢だけの問題ではなく，出生前には診断の難しい胎児異常があることも知っておく必要があるでしょう．

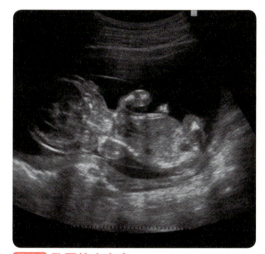

図14.5 致死性小人症
頭部に比べて胸部は極端に小さく，ベル型胸郭を呈しています．肺低形成の存在が疑われます．

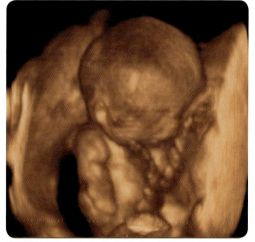

図14.6 致死性小人症の3D超音波像
図14.5と同じ胎児です．全身のプロポーションが2Dに比べて理解しやすく描出され，頭部が体幹よりかなり大きいことがわかります．しかし，肺などの内臓は描出されていないので，肺低形成の評価には2D超音波像が必要です．

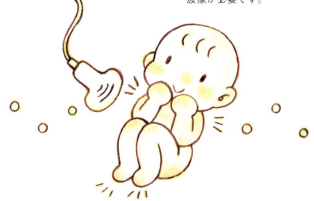

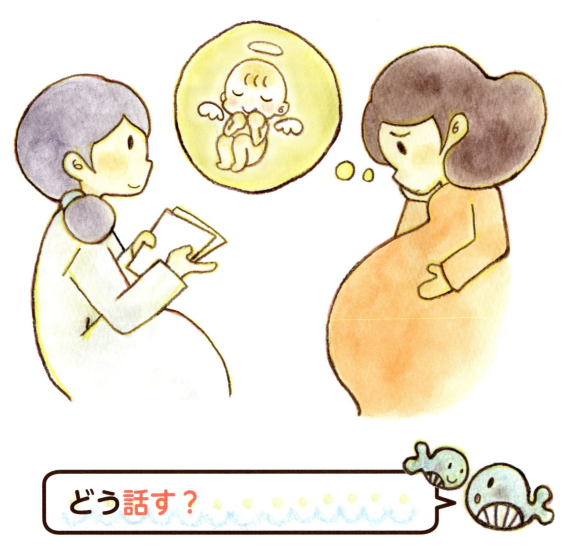

どう話す？

　以前の妊娠が流産や死産など不幸な転帰であったお母さんは，次の妊娠が告げられたとき，嬉しい反面，たいへんな不安に襲われます。今回の妊娠も同じような不幸な転帰をたどるのではないか，それが心配なのです。そういう母親に「今度の妊娠は大丈夫でしょうか？」と尋ねられて，私たちはどう答えればよいのでしょうか。母親と一緒の気持ちになって，以前の流産や死産を慰めたり，次の妊娠について励ましたり，寄り添うことは大事なことです。しかし流産や死産を含めた赤ちゃんの異常には，遺伝性疾患のようにくり返すものと，今回の妊娠だけに起こった疾患でくり返さないものがあります。

　その場で答えきれない質問には，慰めや励ましの言葉だけで済ませるのではなく，次の機会までに調べることはきちんと調べて，正しい答えを示してあげることが大事です。もちろんすべての疑問に答えられるわけではなく，妊娠が正常だったか異常だったかは，お産が終わってみてはじめてわかることも多いのですが……。

第14章 胎児脊椎および骨格・四肢
~ Skeleton ~

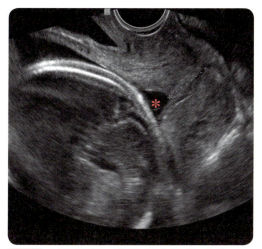

図14.7 子宮頸管の経腟超音波像（プローブによる圧迫前）
経腟超音波で子宮頸管を観察しています。頸管長は18.5mmで、内子宮口はいくらか開大しています（＊）。プローブは腟内に浅く挿入しています。

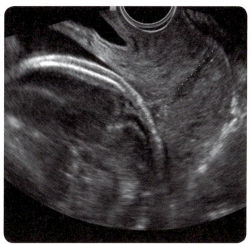

図14.8 子宮頸管の経腟超音波像（圧迫後）
図14.7と同じ症例です。図14.7の観察後に経腟プローブを腟の奥に向かって進めると、子宮頸管の形態が変化するとともに、頸管長は32.4mmと長くなっています。図14.7の方が自然に近い超音波像です。

どう使う？

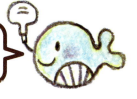

　子宮頸管長の計測や前置胎盤の診断に経腟法が使用されています。しかし、同じ妊婦さんの子宮頸管長であっても、計測した人によってずいぶん違っているという経験はありませんか？経腟超音波は腟内の狭い範囲でしかプローブを動かすことができないので、観察断面は経腹法ほど自由に設定できるわけではありません。経腟法におけるプローブの動きは限られているため、つい力が入ってプローブを腟の奥まで押し込んでしまいがちです。子宮頸管はプローブの圧迫によって容易に変形するので、頸管長もまた大きく変化します（図14.7　図14.8）。胎盤を見る場合も同様で、低置胎盤が前置胎盤と評価されることもありえます。

　経腹法の場合であれば、プローブを胎児に押付けすぎると、胎児腹囲の計測値は明らかに小さくなります。プローブは自分で支えて持ち、検査対象である子宮や胎児を圧さないようにすることが大事です。

問題 14

胎児の臀部に腫瘤があり，それが超音波検査では画面に入りきれないほど大きかったので MRI を撮影しました。

疾患名は何でしょう？

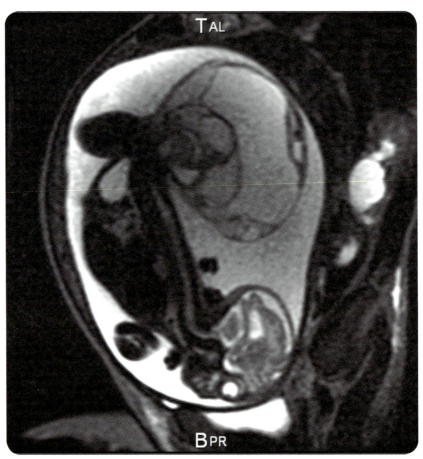

ヒント：
本文中にその病名があります。

→ 解答と解説は 107 ページ！

第15章
胎児付属物の異常，その他
～ Others ～

　妊娠中の女性は多大なストレスにさらされています。たとえ妊娠経過や胎児の状況が正常であっても，母親の受けるストレスは相当に大きいという報告があります。胎児に異常が認められた場合はなおさらのことです。そのときに母親が受けるストレスとはどのようなものでしょうか。まずは妊娠経過が正常な母親に聞き取り調査を行い，許可を得て録音させていただきました。

　インタビューは，「胎児について思うこと」「夫について思うこと」「家族について思うこと」以上の3点について質問しました。正常妊娠経過の母親からは，「無事に生まれてくれたらそれでいい」「とにかく嬉しい」などの前向きな発言とともに，「妊娠初期に薬や注射をしたことが不安だ」「障害のある赤ちゃんだったらどうしよう。育てきれるかな」などの後ろ向きの発言もありました。夫に対しては，「いつも気遣ってくれる」「話の内容が赤ちゃん中心になってきた」などの肯定的な発言がほとんどでした。家族については，「初孫なので楽しみにしてくれている」「実家にいるので安心」などの前向きな発言が多い反面，なかには「家族と同居していることをうるさく思うこともある」などの発言もありました。これらのことから，妊娠中の母親には前向きな感情と後ろ向きの感情が複雑にくり返していることがわかります。母親は常に心の揺らぎを経験しています。母親の喜び，とまどい，胎児の健康を願う想い，そして不確かな未来に対するとりとめのない不安。妊婦さんが経験する感情の揺らぎを理解することは，超音波検査を行う際にもきっと役に立つはずです。

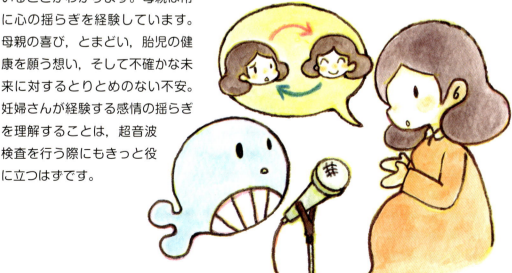

胎盤の異常

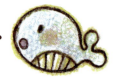

　胎盤で大事なのは前置胎盤と常位胎盤早期剥離です。いずれも大量出血に連なるので見落してはなりません。しかし，両疾患の臨床的対応は大きく異なります。前置胎盤はいわば慢性的疾患であるのに対し，常位胎盤早期剥離は救急疾患です。前置胎盤の診断は経腟超音波検査を使えば容易です。前置胎盤で重要なのは，癒着胎盤を伴っているか否かの正確な評価です。パワードプラ法を用いることで，胎盤から子宮まで連続する血流（嵌入胎盤），あるいは膀胱に達するような血流（穿通胎盤）の有無をみることが大事です（図15.1　図15.2）。

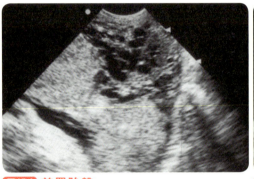

図15.1　前置胎盤
妊娠35週の前置胎盤。経腟超音波で，胎盤から子宮壁にかけて，虫食い様の所見が認められ，嵌入胎盤が疑われました。

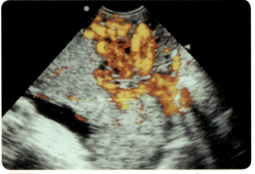

図15.2　前置癒着胎盤（パワードプラ法）
図15.1と同一例。パワードプラ法で観察すると，虫食い像の部分は，胎盤から子宮壁に侵入した血管であることがわかります。

　一方，常位胎盤早期剥離は，胎盤後血腫（図15.3）を描出することで画像的には診断できますが，臨床的にはむしろ胎児心拍数所見が重要です。常位胎盤早期剥離は一刻を争う緊急疾患であり，疼痛や出血から本症が疑われるときは，超音波検査は最短の時間で済ませ，胎児心拍が確認できたら超音波検査は省略しても帝王切開を急ぐべきです。超音波検査は母体と胎児を助けるための検査であることを肝に銘じておきましょう。
　胎盤の腫瘍（絨毛膜血管腫）は羊水過多をきたしたり，胎児貧血の原因になることもあります（図15.4）。

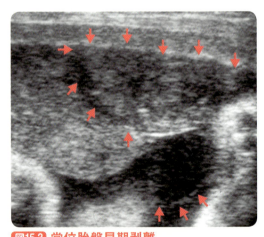

図15.3　常位胎盤早期剥離
常位胎盤早期剥離の経腹超音波像です。胎盤が厚くなったように描出されていますが，剥離直後の胎盤後血腫と胎盤の区別はつきにくいためにこのような所見が出現します。→は血腫部分。

第15章 胎児付属物の異常，その他
~ Others ~

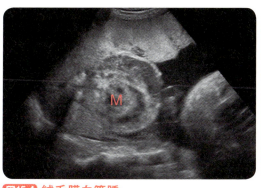
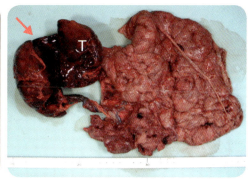

図15.4 絨毛膜血管腫
羊水過多の原因検索中，超音波検査で胎盤に径10cmの大きな腫瘤像（M）が認められました（左）。出生後の胎盤には巨大な血管腫（→）があり，新生児には貧血と浮腫を認めました。

さい帯・羊水の異常

　さい帯の異常で見逃してはならないのは前置血管です。低置胎盤があれば，前置血管を疑ってパワードプラ検査を行いましょう（図15.5）。さい帯には，その他に過捻転や断裂，潰瘍などの重篤な異常も存在します。しかし現時点では，異常がみつかっても有効な対処法に乏しいことがさい帯異常の問題点です。今後，新しい評価法や対処法が現れることを期待しています。

　重度の羊水過多や過少を認めた場合，胎児に異常がないかどうか検査する必要があります。超音波検査のみで異常を判定できないときは，MRIを行ってみるのもひとつの方法でしょう（図15.6）。

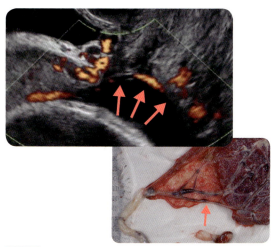

図15.5 前置血管
前置胎盤が妊娠中に頭方へ移動して低置胎盤になると，さい帯血管が取り残されて前置血管になることがあります（→）。

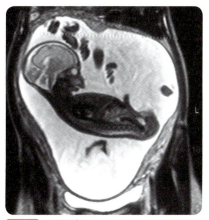

図15.6 小顎症
重度の羊水過多には胎児異常を伴うことが多いので，超音波検査だけで原因を特定できないときは，MRIを撮影することを推奨します。この例は下顎が小さく，そのため嚥下障害により羊水過多を呈したものと考えられました。

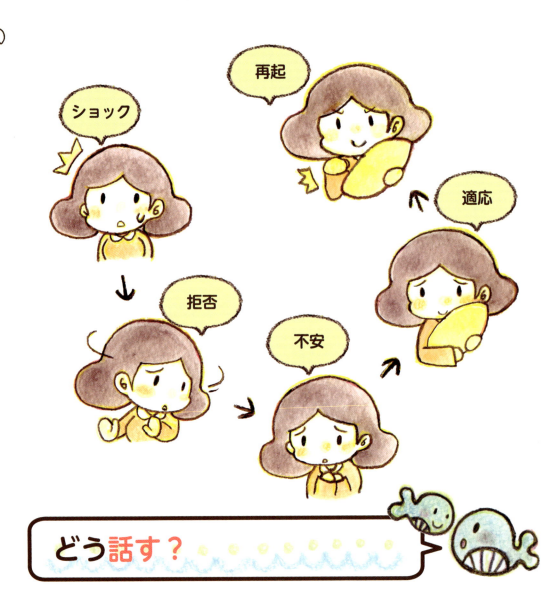

どう話す？

　冒頭で正常妊娠の母親に行ったインタビューを紹介しました。一方で，異常胎児を持つ妊婦へのインタビューでは，正常の場合と同様に，前向きと後ろ向きの感情のくり返しがありました。しかし，その感情の揺れは個人により大きな差異がありました。妊婦は胎児異常を告知されるとショックを受けますが，次第に自分の置かれた状況を理解し，やがて何らかの手段で胎児とのきずなを形成していきます。これは，新生児に異常の認められた場合の母親が経験する心理経過（ショック→拒否→不安→適応→再起）と同じです。母親は，非日常的な状況が発生すると，自己の防衛機構を働かせるのですが，胎児の予後が不良などの新たな不安要因を指摘されると防御機構は破綻してパニックに陥りがちです。そのようなときに，妊婦を支えて次の良好な平衡状態へと導く要因として，夫や家族，職業や信仰，友人や医療関係者による支援が有効であることがわかりました。

　超音波検査はただの機械です。母親の感情に寄り添うのは機械ではなく検査をしているあなたであることを忘れずに，医療者としての感性を研ぎ澄ますことに努めていただければと思います。

第16章 胎児付属物の異常，その他
~ Others ~

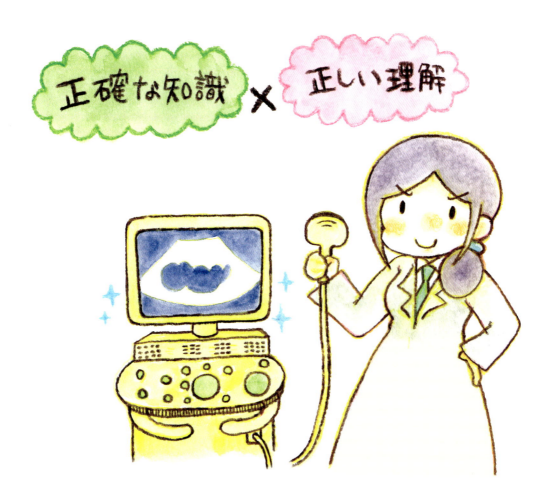

どう使う？

　超音波検査は産婦人科医にとって大切な検査法ではありますが，言ってみればただの機械です．古い時代はともかくとして，現在は誰でもプローブを手に取れば，きれいな胎児の像を得ることができます．複雑なつまみの操作も要りません．要点は，そのきれいに映った画像をどう評価するかです．いくら胎児がきれいに映って，病気の所見が明らかであったとしても，その病気自体のことを知らなくては診断に結びつきません．病気を正確に診断するには，病気についての正確な知識が必要です．当たり前のことですが，超音波診断についても同じことです．胎児の生理と病理を理解すること．言うまでもないことですが，これが超音波検査を「うまく使う」第一の秘訣なのです．

連載のおわりに

　超音波検査はいくらか主観的であることに弱みがあります．自分だけの診断で自信が持てないときは，迷わず上司に相談することが大事です．上司との上手な関係をつくることもまた，超音波検査がうまくなる近道といえるかもしれません．胎児形態異常が疑われるが超音波検査だけでは明確な診断を得られないときは，産婦人科以外（放射線科）の医師が読影するという意味でも，より客観的な検査法としてMRIを推奨します．外科的疾患など，小児科や小児外科と情報を共有したいときにもMRIは威力を発揮するでしょう．

　胎児異常を指摘された妊婦の悩みは，自分のことであり（母親としての悩み），子どものことであり（生命の不安），家族に対する想い（受け入れられるだろうかという葛藤）もあります．妊婦さんへのインタビューから得られた，妊婦さんから周産期医療者へのメッセージを読者のみなさんにお示しします．

- 母親の気持ちは喜びと不安に揺れています．
- 医療者は母親と家族から何度でも話を聞いてください．
- そして母親に寄り添って，揺れる心を見守ってください．
- 母親の支援者（夫，両親，信仰，職業）を探してください．
- それが見当たらないとき，医療者は支援者になってください．

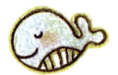

　妊娠の喜びは，子育ての喜びの前哨として存在しています．母親として，あるいは父親としての本当の喜びは，将来の子育てのなかにこそあることを信じてください．そして，すべての母親が，たとえさまざまな困難に出会おうとも，未来の幸福を信じて，お産という難局に立ち向かっていかれることを心から願い，また読者諸氏のますますの活躍を望みつつ，この連載を終えることに致します．長い間ご愛読いただき有難うございました．

2013年11月17日

本書のおわりに

　超音波検査は子宮という密室を探検するための夢のような機械です。超音波検査のなかった時代から産科診療と関わってきた身としては，超音波検査をどう使うかという問題は他人事ではありませんでした。超音波検査はただの機械であり，感情はありません。感情を持っているのは，それを操作する私たち医療者です。超音波検査をどう使うのか，というのは大事な問いですが，検査で得られた所見をどう伝えるのか，という問いは，もっと大事だろうと思っています。

　超音波検査を使えば，胎児のすべてがわかるかというと，機械の性能が向上すれば，少なくとも目に見えるものについては知ることができるようになるでしょう。一方で，胎児の病気には，目に見えるものと見えないものがあります。そして，目に見えない病気は超音波検査では診断できません。目に見えない病気には，ダウン症候群のような染色体異常や風疹のような感染症，さらには診断の困難な遺伝子の異常まで含まれます。一般に出生前診断というとダウン症候群の診断を思い浮かべがちですが，ダウン症候群は羊水の胎児細胞で確実に診断できます。出生前診断の多くは，診断できる病気だけを診断しているに過ぎません。ほとんどの病気は今でも診断されないまま，子どもたちは生まれます。ヒトは誰でも，何かの異常や病気の種を持って生まれてきます。そして，生まれたときは何もないように見えても，その後に様々な病気，がんや感染症になったりします。ですから完全な出生前診断というものはありません。昔も今も，子どもは授かりものなのです。

　長い間，いろいろな妊婦さんと出会い，たくさんのことを教えていただきました。そうして今，父親・母親になろうとするすべての人たち，あるいは産科診療に関わる若い医師や助産師や看護師に私から伝えたいことは，いつも一つです。「お産を楽しんでください」。お産は「痛い」けど，「楽しい」。さらに言えば「子育てを楽しみましょう」。そのためのお産です。お産のための妊娠じゃなくて，子育てのための妊娠です。妊娠中は，おなかの赤ちゃんが小さいとか大きいとか，形がどうとか気になりますが，育てていくときには，もっといろいろなことが起こります。育てることには，産むことよりもっと大きな喜びがあるし，もっとつらいこともあるかもしれない。「人生の楽しみは先にあります」という言葉を，今から父親・母親になる人たち，そして，この本を読んでくれた産科診療に関わる人たちに送りたいと思います。

2015 年 1 月 1 日
増﨑英明

解答と解説

解答と解説

問題 1

正解：**B**

胎児心拍数モニタリングの際も同じですが，妊婦さんは仰臥位低血圧症候群をきたしやすいので，上体を少し起こした状態で検査をします。
それでも双胎妊娠などで子宮がきわめて大きい場合は，側臥位で検査することもあります。
母親が気持ちよく検査できることが大切です。

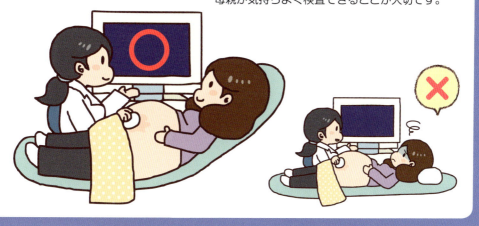

問題 2

正解：**A**

妊婦さんは検査の間，じっと固唾をのんで結果を見守っています。妊婦さんの方を向きながら画面の説明をすることで，妊婦さんの安心と信頼を得ることができるでしょう。

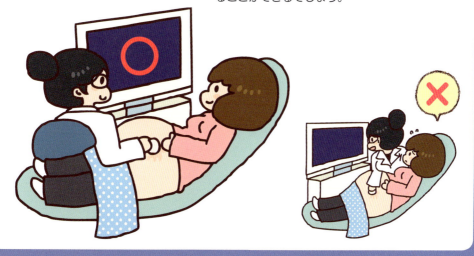

問題 3

正解：C

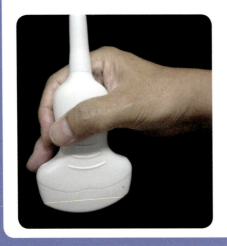
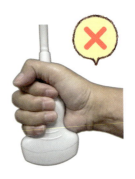
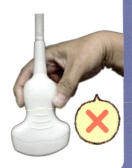

本文で述べたように，プローブはすべらせたり，回したり，振ったりと，お腹の上で自由に動かす必要があります。一方で，超音波機器のパーツのなかでもとくに繊細で高価な部分でもあるので，決して落としてはいけません。プローブはしっかりと，かつ手首は自由に動かせるように握ることが大事です。

問題 4

正解：B

頭殿長（CRL）は胎児が静止した状態における胎児縦断像を描出し，その最長径を計測します。冠状断では，画面上の最長径がはたして胎児の最長径かどうかの判断がつかないのです。

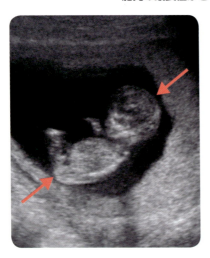
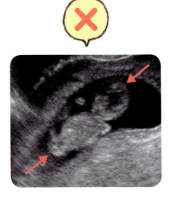

解答と解説

問題 5

正解： 映っている胎児はひとりですが，卵黄嚢（➡）が2個あります。卵黄嚢は胎児の腸管の発生に伴って胎児から離れますが，本来は胎児と同時に発生するものです。ですから子宮内のどこかにはもうひとりの胎児がいると考えられます。

余談ですが，私は卵黄嚢のことをお母さんに「赤ちゃんのお弁当」と説明しています。まるでドーナツのようでしょう。

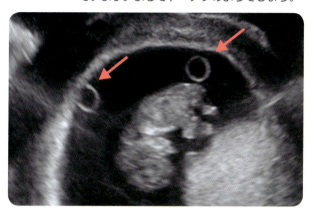
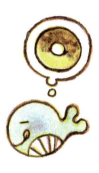

問題 6

正解：A

同じ胎児の腹囲（AC）を計測する断面です。Aはプローブを母親のお腹に軽く当てています。Bは少し押さえ気味になっています。もちろんAが正しい計測法です。BはAよりも推定体重が小さく評価されてしまいました。

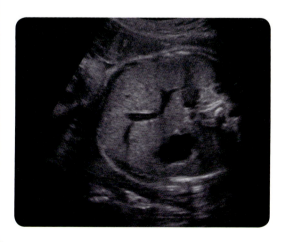
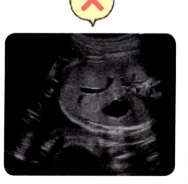

問題 7

正解：**正常です。**

妊娠 10 週の胎児の腸管は，さい帯の中に脱出しているのが正常です。それを生理的さい帯ヘルニアと呼んで，病的さい帯ヘルニアと区別しています。

図 7.6（47ページ）でも問題を出していましたね。こちらも答え合わせをしておきましょう。下の胎児心四腔断面の →の部分が心室中隔欠損です。

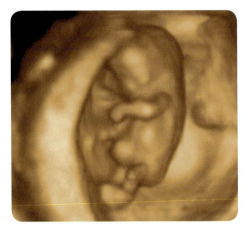
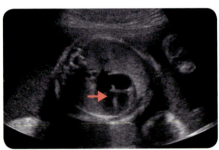

問題 8

正解：**前置胎盤です。**

子宮頸部と胎盤の間に脱落膜と思われる境界がはっきり映っているので，癒着胎盤はないと思われます。超音波パワードプラ法を施行すれば，癒着胎盤の有無はより明瞭になるものと思います（実際に，この例は癒着胎盤ではありませんでした）。

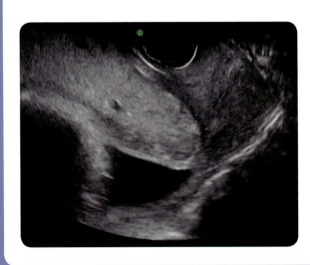

解答と解説

問題 9

正解：胎児の嘔吐です。

この胎児には上部消化管閉鎖が存在しているため，噴出状の嘔吐をしており，そのため，羊水過多になったものと思われます。

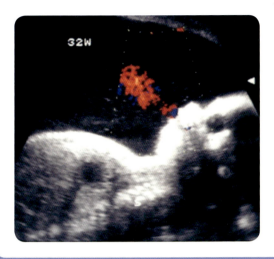

問題 10

正解：アーチファクトです。

超音波が母親の皮下で反射をくり返すことで，大横径（BPD）のプローブに近い側が遠い側より暗く見えてしまいます。これを多重反射によるアーチファクトといいます。太った母親で起こりやすく，やせた母親の胎児がきれいに描出されるのは，このアーチファクトのないことが理由のひとつです。

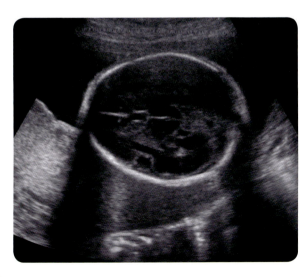

問題 11

正解：三尖弁逆流です。

胎児心臓の所見で，右房が極端に拡張しています。
三尖弁に閉鎖不全があり，逆流をきたしていることが推測できます。
超音波カラードプラ法を用いることで，この逆流を可視化することができます。

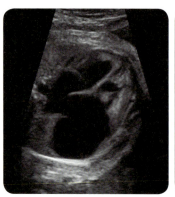
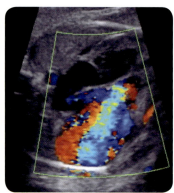

問題 12

正解：脾臓です。

脾臓は左側腹にあり，胎児の胃と脊柱との間に存在します。ですから，脾腫がある胎児では，胃の位置が通常より前方に認められます。

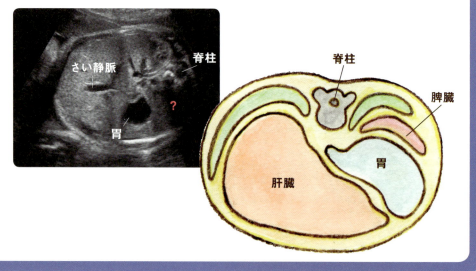

解答と解説

問題 13

正解：副腎です。

同じような所見を呈する疾患に副腎の神経芽細胞腫があります。両者の鑑別は難しいこともありますが，神経芽細胞腫であれば，早期発見によって予後改善が見込まれます。

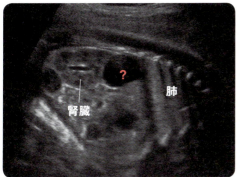

副腎出血

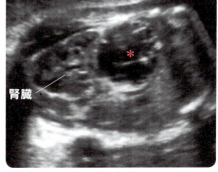

神経芽細胞腫（＊）

問題 14

正解：仙尾骨部奇形腫です。

胎児の頭より大きな腫瘍がお尻から発生していました。腫瘍がちぎれないように帝王切開でゆっくりと娩出し，隣で待機している小児科と小児外科の先生に手渡しました。赤ちゃんには貧血がありましたが，無事に摘出手術を終え，元気に退院することができました。

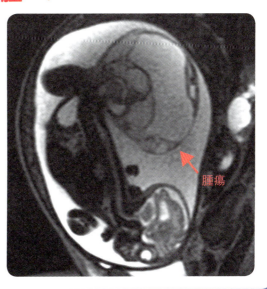

索引

数字

2D 超音波 …………………… 36
3D 超音波 …………………… 36, 46, 64
18 トリソミー ……………… 53, 65, 67

欧文

F
FGR ……………………………… 59

M
MRI ……………………… 64, 67, 71, 95, 98
M モード法 …………………… 70

T
TORCH ………………………… 65

和文

あ
アーチファクト ……………… 36, 87

い
異所性妊娠 …………………… 29
一次施設 ……………………… 67
一絨毛膜双胎 ………………… 34
一絨毛膜二羊膜双胎 ………… 34, 36
一羊膜双胎 …………………… 35
一卵性双胎 …………………… 34
遺伝性疾患 …………………… 90
インフォームド・コンセント … 48, 78

お
横隔膜ヘルニア ……………… 71, 72, 75, 77

か
開放性二分脊椎 ……………… 88
カウンセリング ……………… 49
カラードプラ（法） ………… 57, 61, 79
カラーフローマッピング …… 59, 61
嵌入胎盤 ……………………… 94
顔面奇形 ……………………… 64

き
魚群探知機 …………………… 15

く
クジラ探知機 ………………… 15

け
経腟超音波検査 ……………… 52
経腟的超音波断層法 ………… 21
経腟法 ………………………… 21, 91
経腹的超音波断層法 ………… 21
経腹法 ………………………… 21
血流速度波形 ………………… 59

こ
口蓋裂 ………………………… 45
高次施設 ……………………… 67
口唇裂 ………………………… 45, 64, 66

108

索引

呼吸様運動 ············· 61,71

さ
さい帯巻絡 ················ 54
さい帯動脈 ················ 59
さい帯ヘルニア ············ 77
サイトメガロウイルス感染症 ····· 67
鎖肛 ···················· 76

し
子宮筋腫 ················· 29
子宮頸管長 ················ 91
子宮動脈 ················· 59
子宮動脈血流速度波形における切痕
 ························ 60
四腔断面 ············· 47,70
四肢短縮症 ················ 89
十二指腸閉鎖 ·········· 75,76
絨毛膜血管腫 ·············· 94
出生前診断 ········ 49,67,75,84
常位胎盤早期剥離 ········ 52,94
小腸の閉鎖 ················ 76
上部消化管閉鎖 ············ 53
腎盂拡張 ················· 82
人工妊娠中絶 ·············· 46
心室中隔欠損 ·············· 70
侵入胎盤 ················· 55
心房中隔欠損 ·············· 70

す
水腎症 ··················· 82
推定体重 ············· 39,41

水頭症
水頭症 ··················· 65
スクリーニング検査 ········· 67
ストロベリーサイン ········· 65

せ
精密検査 ················· 67
染色体異常 ··········· 65,77,78
染色体検査 ············ 67,72
前置血管 ················· 95
前置胎盤 ············ 52,91,94
穿通胎盤 ·············· 55,94
仙尾骨部奇形腫 ········ 83,88

そ
双胎間輸血症候群 ··········· 34
側脳室 ··················· 65

た
第3脳室 ·················· 65
大横径 ············ 28,39,40,64
大横径を計測する断面 ······· 47
大血管転位症 ·············· 71
胎児機能不全 ·············· 53
胎児形態スクリーニング ····· 47
胎児呼吸様運動 ············ 79
胎児腎機能の評価法 ········· 85
胎児中大脳動脈 ············ 59
胎児発育不全 ·············· 59
胎児の膀胱所見 ············ 35
胎児の卵巣嚢胞 ············ 83
胎児貧血 ················· 94
胎児貧血の予測 ············ 59

大腿骨長	28, 40
胎盤後血腫	94
胎盤の相対的位置移動	52
ダウン症候群	84
多胎妊娠	29
多発性腎嚢胞	76, 82
断層法	15
断層法とドプラ法の同時表示	59

ち

致死性小人症	89
中枢神経系障害	53
超音波検査	9
超音波診断装置	9
超音波専門医	67
超音波断層法	57
超音波ドプラ法	57

て

低置胎盤	52
電子スキャン	17, 69

と

頭殿長	28
ドプラ法	15

な

ナラティブ・ベイスト・メディスン	78

に

二絨毛膜双胎	34
二分脊椎	65, 88
乳糜腹水	83
二卵性双胎	34
妊娠高血圧症候群	59
妊婦健診	45

の

脳萎縮	65
脳室拡大	88
嚢胞性二分脊椎	88
脳梁形成不全	65

は

肺低形成	71, 89
排尿運動	61
ハイリスク胎児	67
破水	53
パターナリズム	78
発育不全胎児	85
発症予測	59
パワードプラ（法）	57, 61, 94

ひ

ヒルシュスプルング病	76

ふ

ファロー四徴症	71
腹囲	39, 40
腹囲を計測する断面	47
副腎出血	83
副腎の神経芽細胞腫	83
腹壁破裂	77

索引

不整脈……………………………… 70

へ
ベル型胸郭……………………… 89

ほ
房室中隔欠損…………………… 70
ポッター症候群………………… 71,82

ま
膜性診断………………………… 29,36

む
無羊水症………………………… 82

ゆ
癒着胎盤………………………… 55,94

よ
幼児型多嚢胞腎………………… 82
羊水過少………………………… 76,85
羊水過多………………………… 76,94
羊水深度………………………… 53
羊水染色体検査………………… 78
羊水量…………………………… 35

ら
卵巣腫大………………………… 29

り
両側腎無形成…………………… 82
両大血管右室起始症…………… 71

臨床遺伝専門医………………… 67

れ
レモンサイン…………………… 65,67,88

著者略歴

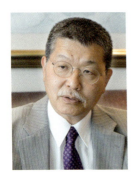

増崎英明
長崎大学 理事
長崎大学病院 病院長
産科婦人科学 教授

1977年長崎大学医学部卒業。現職は長崎大学 理事，長崎大学病院 病院長および長崎大学大学院産婦人科学 教授。第33回日本エンドメトリオーシス学会，第33回日本妊娠高血圧学会，第57回日本生殖医学会および第37回日本母体胎児学会の会長などを務める。超音波指導医，臨床遺伝指導医，周産期母体胎児暫定指導医，生殖医療専門医，内視鏡技術認定医などの資格がある。

一目瞭然！
はじめての産科エコー検査
-どう話す？どう使う？-

ISBN978-4-287-12102-3

2015年 2月20日 初版印刷	著 者	増崎英明
2015年 9月10日 初版発行	発行者	村越勝弘
	発行所	株式会社 医学出版
		〒113-0033 東京都文京区本郷2丁目27-18
	電 話	03-3813-8888（代表） 03-3813-8881（営業部）
	F A X	03-3813-8224（編集部）03-3818-7888（営業部）
	メール	email@igaku.co.jp
	ホームページ	www.igaku.co.jp
	印 刷	奥村印刷株式会社
	製 本	松岳社

医学出版 www.igaku.co.jp

本書のすべて，または一部を無断で複写・複製することは著作権法および万国著作権条約に基づき禁じられています。
©2015 医学出版　Printed in Japan